수유&이유식
노트

아기를 위한
아주 특별한
기록

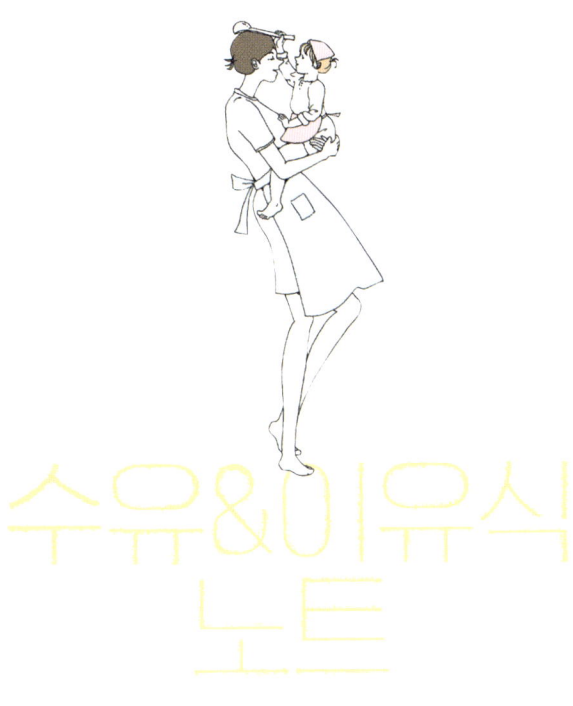

수유&이유식
노트

황진 그림

청림Life

우리 아기

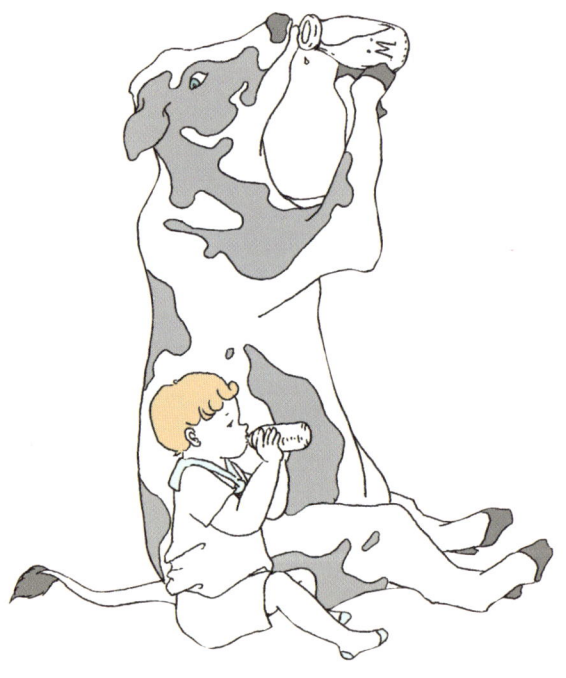

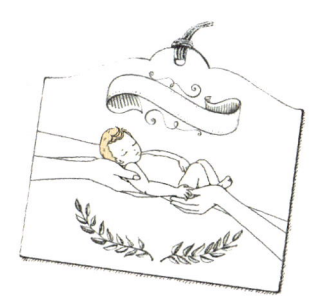

이름

생년월일

태어난 시간

몸무게

띠

혈액형

엄마 이름

아빠 이름

아주 소중한
우리 아기
수유 & 이유식 기록

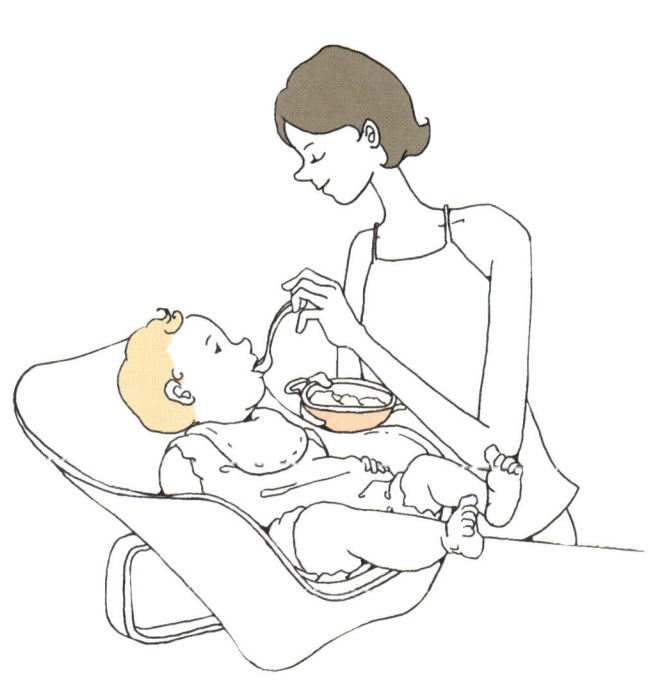

_____년 ___월 ___일 ___요일

수유&이유식

시간	방법	모유(분), 분유(ml), 이유식(ml)
:	L R	
:	L R	
:	L R	
:	L R	
:	L R	
:	L R	
:	L R	
:	L R	
:	L R	

수면　　　　　배변

시작	끝
:	:
:	:
:	:
:	:
:	:
:	:
:	:
:	:

대 소　대 소　대 소　대 소　대 소
: 　 : 　 : 　 : 　 :

대 소　대 소　대 소　대 소　대 소
: 　 : 　 : 　 : 　 :

메모

_____ 년 ___월 ___일 ___요일

수유&이유식

시간	방법	모유(분), 분유(ml), 이유식(ml)
:	L R	
:	L R	
:	L R	
:	L R	
:	L R	
:	L R	
:	L R	
:	L R	

수면   배변

시작   끝

:	:	대 소 대 소 대 소 대 소 대 소
:	:	: : : :
:	:	대 소 대 소 대 소 대 소 대 소
:	:	: : : :
:	:	
:	:	

메모

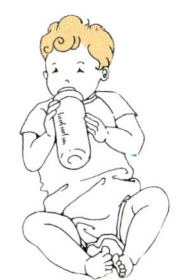

_____ 년 ___ 월 ___ 일 ___ 요일

수유&이유식

시간	방법	모유(분), 분유(ml), 이유식(ml)
:	L R	
:	L R	
:	L R	
:	L R	
:	L R	
:	L R	
:	L R	
:	L R	
:	L R	

수면

시작	끝
:	:
:	:
:	:
:	:
:	:
:	:
:	:
:	:

배변

대	소	대	소	대	소	대	소	대	소
:	:	:	:	:	:	:	:	:	:
대	소	대	소	대	소	대	소	대	소
:	:	:	:	:	:	:	:	:	:

메모

_____ 년 ___월 ___일 ___요일

수유&이유식

시간	방법	모유(분), 분유(ml), 이유식(ml)
:	L R	
:	L R	
:	L R	
:	L R	
:	L R	
:	L R	
:	L R	
:	L R	
:	L R	

수면

시작	끝
:	:
:	:
:	:
:	:
:	:
:	:
:	:

배변

대	소	대	소	대	소	대	소	대	소
:	:	:	:	:					

대	소	대	소	대	소	대	소	대	소
:	:	:	:	:					

메모

_____년 ___월 ___일 ___요일

수유&이유식

시간	방법	모유(분), 분유(ml), 이유식(ml)
:	L R	
:	L R	
:	L R	
:	L R	
:	L R	
:	L R	
:	L R	
:	L R	
:	L R	

수면

시작	끝
:	:
:	:
:	:
:	:
:	:
:	:
:	:
:	:

배변

대	소	대	소	대	소	대	소	대	소
:		:		:		:		:	
대	소	대	소	대	소	대	소	대	소
:		:		:		:		:	

메모

_____년 __월 __일 __요일

수유&이유식

시간	방법	모유(분), 분유(ml), 이유식(ml)
:	L R	
:	L R	
:	L R	
:	L R	
:	L R	
:	L R	
:	L R	
:	L R	
:	L R	

수면

시작 　　끝

: 　　 :
: 　　 :
: 　　 :
: 　　 :
: 　　 :
: 　　 :
: 　　 :

배변

대	소	대	소	대	소	대	소	대	소
:	:	:	:	:	:	:	:	:	:
대	소	대	소	대	소	대	소	대	소
:	:	:	:	:	:	:	:	:	:

메모

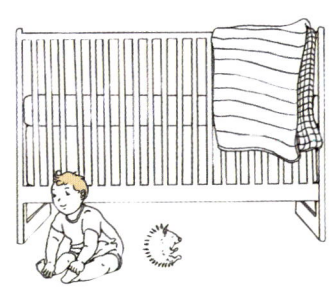

_____년 _____월 _____일 _____요일

수유&이유식

시간	방법	모유(분), 분유(ml), 이유식(ml)
:	L R	
:	L R	
:	L R	
:	L R	
:	L R	
:	L R	
:	L R	
:	L R	
:	L R	

수면

시작	끝
:	:
:	:
:	:
:	:
:	:
:	:
:	:
:	:

배변

대 소	대 소	대 소	대 소	대 소
:	:	:	:	:
대 소	대 소	대 소	대 소	대 소
:	:	:	:	:

메모

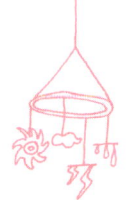

_____년 ___월 ___일 ___요일

수유&이유식

시간	방법	모유(분), 분유(ml), 이유식(ml)
:	L R	
:	L R	
:	L R	
:	L R	
:	L R	
:	L R	
:	L R	
:	L R	

수면

시작	끝
:	:
:	:
:	:
:	:
:	:
:	:
:	:

배변

대	소	대	소	대	소	대	소	대	소
:	:	:	:	:	:	:	:	:	:
대	소	대	소	대	소	대	소	대	소
:	:	:	:	:	:	:	:	:	:

메모

_____년 ___월 ___일 ___요일

수유&이유식

시간   방법   모유(분), 분유(ml), 이유식(ml)

:   L R 🍼 🥄

:   L R 🍼 🥄

:   L R 🍼 🥄

:   L R 🍼 🥄

:   L R 🍼 🥄

:   L R 🍼 🥄

:   L R 🍼 🥄

:   L R 🍼 🥄

:   L R 🍼 🥄

수면   ## 배변

시작   끝

:   :   대 소 대 소 대 소 대 소 대 소

:   :   :   :   :   :   :

:   :   대 소 대 소 대 소 대 소 대 소

:   :   :   :   :   :   :

:   :

:   :   ## 메모

:   :

:   :

:   :

:   :

_____ 년 ___월 ___일 ___요일

수유&이유식

시간	방법	모유(분), 분유(ml), 이유식(ml)
:	L R	
:	L R	
:	L R	
:	L R	
:	L R	
:	L R	
:	L R	
:	L R	
:	L R	

수면   ## 배변

시작	끝
:	:
:	:
:	:
:	:
:	:
:	:
:	:
:	:

대 소   대 소   대 소   대 소   대 소
:   :   :   :   :

대 소   대 소   대 소   대 소   대 소
:   :   :   :   :

메모

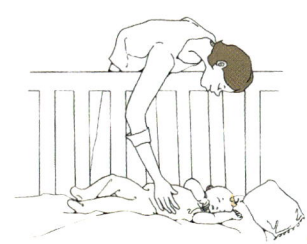

_____ 년 ___ 월 ___ 일 ___ 요일

수유&이유식

시간	방법	모유(분), 분유(ml), 이유식(ml)
:	L R	
:	L R	
:	L R	
:	L R	
:	L R	
:	L R	
:	L R	
:	L R	
:	L R	

수면

시작	끝
:	:
:	:
:	:
:	:
:	:
:	:
:	:
:	:
:	:

배변

대	소	대	소	대	소	대	소	대	소
:		:		:		:		:	

대	소	대	소	대	소	대	소	대	소
:		:		:		:		:	

메모

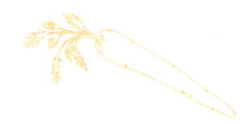

_____년 ___월 ___일 ___요일

수유&이유식

시간	방법	모유(분), 분유(ml), 이유식(ml)
:	L R	
:	L R	
:	L R	
:	L R	
:	L R	
:	L R	
:	L R	
:	L R	
:	L R	

수면

시작	끝
:	:
:	:
:	:
:	:
:	:
:	:
:	:
:	:
:	:

배변

대	소	대	소	대	소	대	소	대	소
:	:	:	:	:	:	:	:	:	:
대	소	대	소	대	소	대	소	대	소
:	:	:	:	:	:	:	:	:	:

메모

_____ 년 ___ 월 ___ 일 ___ 요일

수유&이유식

시간	방법	모유(분), 분유(ml), 이유식(ml)
:	L R	
:	L R	
:	L R	
:	L R	
:	L R	
:	L R	
:	L R	
:	L R	

수면

시작	끝
:	:
:	:
:	:
:	:
:	:
:	:
:	:
:	:

배변

대 소   대 소   대 소   대 소   대 소
:   :   :   :   :

대 소   대 소   대 소   대 소   대 소
:   :   :   :   :

메모

_____ 년 ___월 ___일 ___요일

수유&이유식

시간	방법	모유(분), 분유(ml), 이유식(ml)
:	L　R	
:	L　R	
:	L　R	
:	L　R	
:	L　R	
:	L　R	
:	L　R	
:	L　R	
:	L　R	

수면

시작	끝
:	:
:	:
:	:
:	:
:	:
:	:
:	:
:	:
:	:

배변

대	소	대	소	대	소	대	소	대	소
:	:	:	:	:					

대	소	대	소	대	소	대	소	대	소
:	:	:	:	:					

메모

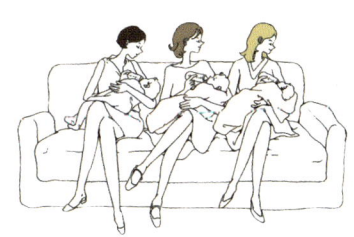

_____년 ___월 ___일 ___요일

수유&이유식

시간	방법	모유(분), 분유(ml), 이유식(ml)
:	L R	
:	L R	
:	L R	
:	L R	
:	L R	
:	L R	
:	L R	
:	L R	

수면

시작	끝
:	:
:	:
:	:
:	:
:	:
:	:
:	:
:	:

배변

대 소   대 소   대 소   대 소   대 소
: :   : :   : :   : :   : :

대 소   대 소   대 소   대 소   대 소
: :   : :   : :   : :   : :

메모

_____년 ___월 ___일 ___요일

수유&이유식

시간	방법	모유(분), 분유(ml), 이유식(ml)
:	L R	
:	L R	
:	L R	
:	L R	
:	L R	
:	L R	
:	L R	
:	L R	
:	L R	

수면   배변

시작	끝
:	:
:	:
:	:
:	:
:	:
:	:
:	:
:	:
:	:

대 소   대 소   대 소   대 소   대 소
  :   :   :   :   :

대 소   대 소   대 소   대 소   대 소
  :   :   :   :   :

메모

_____ 년 ___ 월 ___ 일 ___ 요일

수유 & 이유식

시간	방법	모유(분), 분유(㎖), 이유식(㎖)
:	L R	
:	L R	
:	L R	
:	L R	
:	L R	
:	L R	
:	L R	
:	L R	
:	L R	

수면

시작	끝
:	:
:	:
:	:
:	:
:	:
:	:

배변

대	소	대	소	대	소	대	소	대	소
:	:	:	:	:	:	:	:	:	:
대	소	대	소	대	소	대	소	대	소
:	:	:	:	:	:	:	:	:	:

메모

_____ 년 ___월 ___일 ___요일

수유 & 이유식

시간	방법	모유(분), 분유(ml), 이유식(ml)
:	L R	
:	L R	
:	L R	
:	L R	
:	L R	
:	L R	
:	L R	
:	L R	
:	L R	

수면   배변

시작	끝									
		대 소	대 소	대 소	대 소	대 소
:	:	:	:	:	:	:
:	:	대 소	대 소	대 소	대 소	대 소
:	:	:	:	:	:	:
:	:					
:	:					
:	:					
:	:					

메모

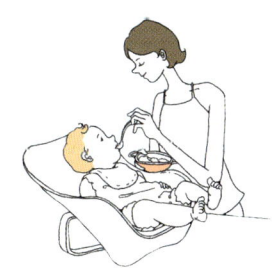

_____년 ___월 ___일 ___요일

수유&이유식

시간	방법	모유(분), 분유(ml), 이유식(ml)
:	L R	
:	L R	
:	L R	
:	L R	
:	L R	
:	L R	
:	L R	
:	L R	
:	L R	

수면   배변

시작   끝

:	:	대 소 대 소 대 소 대 소 대 소
:	:	: : : : :
:	:	대 소 대 소 대 소 대 소 대 소
:	:	: : : : :
:	:	
:	:	
:	:	## 메모
:	:	
:	:	
:	:	

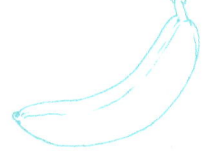

_____ 년 ___월 ___일 ___요일

수유&이유식

시간	방법	모유(분), 분유(ml), 이유식(ml)
:	L　R	
:	L　R	
:	L　R	
:	L　R	
:	L　R	
:	L　R	
:	L　R	
:	L　R	
:	L　R	

수면

시작	끝
:	:
:	:
:	:
:	:
:	:
:	:
:	:

배변

대	소	대	소	대	소	대	소	대	소
:	:	:	:	:	:	:	:	:	:
대	소	대	소	대	소	대	소	대	소
:	:	:	:	:	:	:	:	:	:

메모

_____ 년 ___월 ___일 ___요일

수유&이유식

시간	방법	모유(분), 분유(ml), 이유식(ml)
:	L R	
:	L R	
:	L R	
:	L R	
:	L R	
:	L R	
:	L R	
:	L R	

수면

시작	끝
:	:
:	:
:	:
:	:
:	:
:	:
:	:

배변

대 소	대 소	대 소	대 소	대 소
:	:	:	:	

대 소	대 소	대 소	대 소	대 소
:	:	:		

메모

_____ 년 ___월 ___일 ___요일

수유&이유식

시간	방법	모유(분), 분유(ml), 이유식(ml)
:	L R 🍼 🥄	
:	L R 🍼 🥄	
:	L R 🍼 🥄	
:	L R 🍼 🥄	
:	L R 🍼 🥄	
:	L R 🍼 🥄	
:	L R 🍼 🥄	
:	L R 🍼 🥄	

수면

시작	끝
:	:
:	:
:	:

배변

대	소	대	소	대	소	대	소	대	소
:	:	:	:	:	:	:	:	:	:
대	소	대	소	대	소	대	소	대	소
:	:	:	:	:	:	:	:	:	:

메모

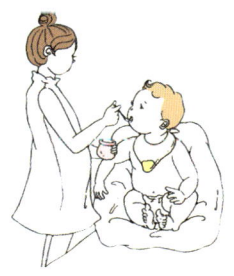

_____ 년 ___월 ___일 ___요일

수유&이유식

시간	방법	모유(분), 분유(ml), 이유식(ml)
:	L R	
:	L R	
:	L R	
:	L R	
:	L R	
:	L R	
:	L R	
:	L R	

수면

시작	끝
:	:
:	:
:	:
:	:
:	:
:	:

배변

대	소	대	소	대	소	대	소	대	소
:		:		:		:		:	
대	소	대	소	대	소	대	소	대	소
:		:		:		:		:	

메모

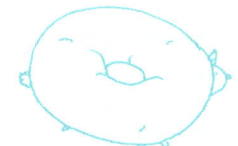

_____년 ___월 ___일 ___요일

수유&이유식

시간	방법	모유(분), 분유(ml), 이유식(ml)
:	L R	
:	L R	
:	L R	
:	L R	
:	L R	
:	L R	
:	L R	
:	L R	
:	L R	

수면

시작	끝
:	:
:	:
:	:
:	:
:	:
:	:
:	:
:	:

배변

대	소	대	소	대	소	대	소	대	소
:	:	:	:	:
대	소	대	소	대	소	대	소	대	소
:	:	:	:	:

메모

_____년 ___월 ___일 ___요일

수유&이유식

시간	방법	모유(분), 분유(ml), 이유식(ml)
:	L R	
:	L R	
:	L R	
:	L R	
:	L R	
:	L R	
:	L R	
:	L R	
:	L R	

수면   배변

시작	끝
:	:
:	:
:	:
:	:
:	:
:	:
:	:
:	:

대	소	대	소	대	소	대	소	대	소
:		:		:		:		:	

대	소	대	소	대	소	대	소	대	소
:		:		:		:		:	

메모

_____ 년 ___ 월 ___ 일 ___ 요일

수유&이유식

시간	방법	모유(분), 분유(ml), 이유식(ml)
:	L R	
:	L R	
:	L R	
:	L R	
:	L R	
:	L R	
:	L R	
:	L R	
:	L R	

수면

시작	끝
:	:
:	:
:	:
:	:

배변

대	소	대	소	대	소	대	소	대	소
:	:	:	:	:	:	:	:	:	:
대	소	대	소	대	소	대	소	대	소
:	:	:	:	:	:	:	:	:	:

메모

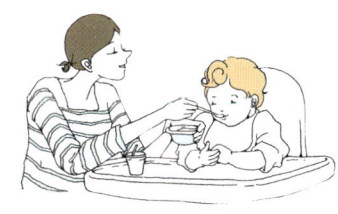

____년 ___월 ___일 ___요일

수유&이유식

시간	방법	모유(분), 분유(ml), 이유식(ml)
:	L R	
:	L R	
:	L R	
:	L R	
:	L R	
:	L R	
:	L R	
:	L R	
:	L R	

수면

시작	끝
:	:
:	:
:	:
:	:
:	:
:	:
:	:
:	:
:	:

배변

대	소	대	소	대	소	대	소	대	소
:	:	:	:	:	:	:	:	:	:
대	소	대	소	대	소	대	소	대	소
:	:	:	:	:	:	:	:	:	:

메모

_____ 년 ___ 월 ___ 일 ___ 요일

수유&이유식

시간	방법	모유(분), 분유(ml), 이유식(ml)
:	L R	
:	L R	
:	L R	
:	L R	
:	L R	
:	L R	
:	L R	
:	L R	
:	L R	

수면

시작	끝
:	:
:	:
:	:
:	:
:	:
:	:

배변

대	소	대	소	대	소	대	소	대	소
:	:	:	:	:
대	소	대	소	대	소	대	소	대	소
:	:	:	:	:

메모

_____년 ___월 ___일 ___요일

수유&이유식

시간	방법	모유(분), 분유(ml), 이유식(ml)
:	L R	
:	L R	
:	L R	
:	L R	
:	L R	
:	L R	
:	L R	
:	L R	
:	L R	

수면

시작	끝
:	:
:	:
:	:
:	:
:	:
:	:
:	:
:	:

배변

대	소	대	소	대	소	대	소	대	소
:		:		:		:		:	

대	소	대	소	대	소	대	소	대	소
:		:		:		:		:	

메모

_____년 ___월 ___일 ___요일

수유&이유식

시간	방법	모유(분), 분유(ml), 이유식(ml)
:	L R 🍼 🥄	
:	L R 🍼 🥄	
:	L R 🍼 🥄	
:	L R 🍼 🥄	
:	L R 🍼 🥄	
:	L R 🍼 🥄	
:	L R 🍼 🥄	
:	L R 🍼 🥄	
:	L R 🍼 🥄	

수면   배변

시작	끝		
:	:	대 소 대 소 대 소 대 소 대 소	
:	:	: : : : :	
:	:	대 소 대 소 대 소 대 소 대 소	
:	:	: : : : :	

메모

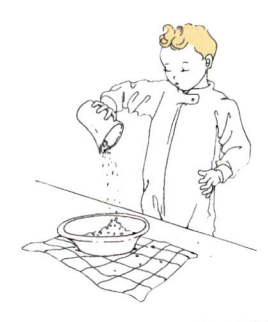

_____ 년 ___ 월 ___ 일 ___ 요일

수유&이유식

시간	방법	모유(분), 분유(ml), 이유식(ml)
:	L R	
:	L R	
:	L R	
:	L R	
:	L R	
:	L R	
:	L R	
:	L R	
:	L R	

수면　　　　　배변

시작	끝
:	:
:	:
:	:
:	:
:	:
:	:
:	:
:	:

대 소　대 소　대 소　대 소　대 소
:　　:　　:　　:　　:

대 소　대 소　대 소　대 소　대 소
:　　:　　:　　:　　:

메모

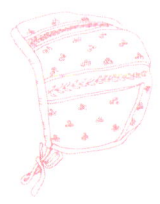

_____년 ___월 ___일 ___요일

수유&이유식

시간	방법	모유(분), 분유(ml), 이유식(ml)
:	L R	
:	L R	
:	L R	
:	L R	
:	L R	
:	L R	
:	L R	
:	L R	
:	L R	

수면

시작	끝
:	:
:	:
:	:
:	:
:	:
:	:
:	:
:	:

배변

대	소	대	소	대	소	대	소	대	소
:	:	:	:	:	:	:	:	:	:
대	소	대	소	대	소	대	소	대	소
:	:	:	:	:	:	:	:	:	:

메모

_____년 ___월 ___일 ___요일

수유&이유식

시간	방법	모유(분), 분유(ml), 이유식(ml)
:	L R	
:	L R	
:	L R	
:	L R	
:	L R	
:	L R	
:	L R	
:	L R	
:	L R	

수면

시작	끝
:	:
:	:
:	:
:	:
:	:
:	:
:	:
:	:
:	:

배변

대 소	대 소	대 소	대 소	대 소
:	:	:	:	:

대 소	대 소	대 소	대 소	대 소
:	:	:	:	:

메모

_____ 년 ___월 ___일 ___요일

수유&이유식

시간	방법	모유(분), 분유(ml), 이유식(ml)
:	L R	
:	L R	
:	L R	
:	L R	
:	L R	
:	L R	
:	L R	
:	L R	
:	L R	

수면

시작	끝
:	:
:	:
:	:
:	:
:	:
:	:
:	:
:	:

배변

대	소	대	소	대	소	대	소	대	소
:		:		:		:		:	

대	소	대	소	대	소	대	소	대	소
:		:		:		:		:	

메모

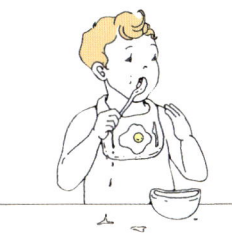

_____ 년 ___ 월 ___ 일 ___ 요일

수유&이유식

시간	방법	모유(분), 분유(ml), 이유식(ml)
:	L R	
:	L R	
:	L R	
:	L R	
:	L R	
:	L R	
:	L R	
:	L R	
:	L R	

수면

시작	끝
:	:
:	:
:	:
:	:
:	:
:	:
:	:
:	:
:	:

배변

대 소 　대 소 　대 소 　대 소 　대 소
: 　　: 　　: 　　: 　　:

대 소 　대 소 　대 소 　대 소 　대 소
: 　　: 　　: 　　: 　　:

메모

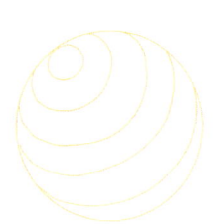

_____ 년 ___ 월 ___ 일 ___ 요일

수유&이유식

시간	방법	모유(분), 분유(ml), 이유식(ml)
:	L R	
:	L R	
:	L R	
:	L R	
:	L R	
:	L R	
:	L R	
:	L R	

수면

시작	끝
:	:
:	:
:	:
:	:
:	:
:	:
:	:
:	:

배변

대	소	대	소	대	소	대	소	대	소
:		:		:		:		:	
대	소	대	소	대	소	대	소	대	소
:		:		:		:		:	

메모

_____년 ___월 ___일 ___요일

수유 & 이유식

시간	방법	모유(분), 분유(ml), 이유식(ml)
:	L R	
:	L R	
:	L R	
:	L R	
:	L R	
:	L R	
:	L R	
:	L R	
:	L R	

수면

시작	끝
:	:
:	:
:	:
:	:
:	:
:	:
:	:
:	:

배변

대	소	대	소	대	소	대	소	대	소
:		:		:		:		:	

대	소	대	소	대	소	대	소	대	소
:		:		:		:		:	

메모

_____년 ___월 ___일 ___요일

수유&이유식

시간	방법	모유(분), 분유(ml), 이유식(ml)
:	L R	
:	L R	
:	L R	
:	L R	
:	L R	
:	L R	
:	L R	
:	L R	
:	L R	

수면

시작	끝
:	:
:	:
:	:
:	:
:	:
:	:
:	:
:	:

배변

대 소	대 소	대 소	대 소	대 소
:	:	:	:	:
대 소	대 소	대 소	대 소	대 소
:	:	:	:	:

메모

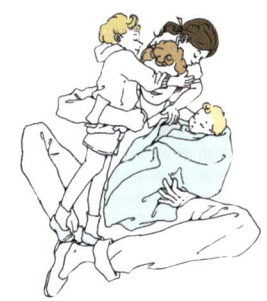

_____ 년 ___ 월 ___ 일 ___ 요일

수유 & 이유식

시간	방법	모유(분), 분유(ml), 이유식(ml)
:	L R	
:	L R	
:	L R	
:	L R	
:	L R	
:	L R	
:	L R	
:	L R	
:	L R	

수면

시작	끝
:	:
:	:
:	:
:	:
:	:
:	:
:	:
:	:

배변

대 소 대 소 대 소 대 소 대 소
: :   : :   : :   : :   : :

대 소 대 소 대 소 대 소 대 소
: :   : :   : :   : :   : :

메모

_____년 ___월 ___일 ___요일

수유&이유식

시간	방법	모유(분), 분유(ml), 이유식(ml)
:	L R	
:	L R	
:	L R	
:	L R	
:	L R	
:	L R	
:	L R	
:	L R	
:	L R	

수면

시작	끝
:	:
:	:
:	:
:	:
:	:
:	:
:	:
:	:
:	:

배변

대 소	대 소	대 소	대 소	대 소
:	:	:	:	:

대 소	대 소	대 소	대 소	대 소
:	:	:	:	:

메모

_____ 년 ___ 월 ___ 일 ___ 요일

수유&이유식

시간	방법	모유(분), 분유(ml), 이유식(ml)
:	L R	
:	L R	
:	L R	
:	L R	
:	L R	
:	L R	
:	L R	
:	L R	

수면   배변

시작	끝
:	:
:	:
:	:
:	:
:	:
:	:
:	:
:	:

대 소 대 소 대 소 대 소 대 소
:   :   :   :   :

대 소 대 소 대 소 대 소 대 소
:   :   :   :   :

메모

_____ 년 ___ 월 ___ 일 ___ 요일

수유 & 이유식

시간	방법	모유(분), 분유(ml), 이유식(ml)
:	L R	
:	L R	
:	L R	
:	L R	
:	L R	
:	L R	
:	L R	
:	L R	

수면   배변

시작   끝

시작	끝	대 소 대 소 대 소 대 소 대 소
:	:	
:	:	대 소 대 소 대 소 대 소 대 소
:	:	: : : :
:	:	
:	:	
:	:	
:	:	
:	:	

메모

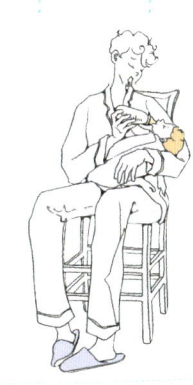

_____ 년 _____ 월 _____ 일 _____ 요일

수유&이유식

시간	방법	모유(분), 분유(ml), 이유식(ml)
:	L R	
:	L R	
:	L R	
:	L R	
:	L R	
:	L R	
:	L R	
:	L R	
:	L R	

수면　　　　배변

시작 : 끝

대 소　대 소　대 소　대 소　대 소
: 　: 　: 　: 　:

대 소　대 소　대 소　대 소　대 소
: 　: 　: 　: 　:

메모

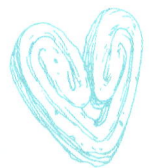

_____년 _____월 _____일 _____요일

수유&이유식

시간	방법	모유(분), 분유(㎖), 이유식(㎖)
:	L R	
:	L R	
:	L R	
:	L R	
:	L R	
:	L R	
:	L R	
:	L R	
:	L R	

수면

시작	끝
:	:
:	:
:	:
:	:
:	:
:	:
:	:

배변

대	소	대	소	대	소	대	소	대	소
:	:	:	:	:	:	:	:	:	:
대	소	대	소	대	소	대	소	대	소
:	:	:	:	:	:	:	:	:	:

메모

_____ 년 ___ 월 ___ 일 ___ 요일

수유 & 이유식

시간	방법	모유(분), 분유(ml), 이유식(ml)
:	L R	
:	L R	
:	L R	
:	L R	
:	L R	
:	L R	
:	L R	
:	L R	

수면

시작	끝
:	:
:	:
:	:
:	:
:	:
:	:

배변

대 소　대 소　대 소　대 소　대 소
: 　　　 : 　　　 : 　　　 : 　　　 :

대 소　대 소　대 소　대 소　대 소
: 　　　 : 　　　 : 　　　 : 　　　 :

메모

_____년 ___월 ___일 ___요일

수유&이유식

시간	방법	모유(분), 분유(ml), 이유식(ml)
:	L R	
:	L R	
:	L R	
:	L R	
:	L R	
:	L R	
:	L R	
:	L R	
:	L R	

수면   배변

시작	끝

대	소	대	소	대	소	대	소	대	소
:	:	:	:	:	:	:	:	:	:
대	소	대	소	대	소	대	소	대	소
:	:	:	:	:	:	:	:	:	:

메모

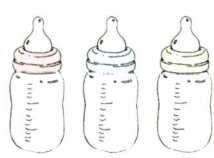

_____ 년 __월 __일 __요일

수유&이유식

시간	방법	모유(분), 분유(ml), 이유식(ml)
:	L R	
:	L R	
:	L R	
:	L R	
:	L R	
:	L R	
:	L R	
:	L R	
:	L R	

수면

시작	끝
:	:
:	:
:	:
:	:
:	:
:	:
:	:
:	:

배변

대	소	대	소	대	소	대	소	대	소
:		:		:		:		:	

대	소	대	소	대	소	대	소	대	소
:		:		:		:		:	

메모

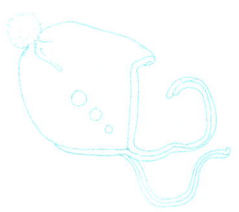

_____ 년 ___ 월 ___ 일 ___ 요일

수유&이유식

시간	방법	모유(분), 분유(ml), 이유식(ml)
:	L R	
:	L R	
:	L R	
:	L R	
:	L R	
:	L R	
:	L R	
:	L R	
:	L R	

수면

시작	끝
:	:
:	:
:	:
:	:
:	:
:	:
:	:

배변

대	소	대	소	대	소	대	소	대	소
:		:		:		:		:	
대	소	대	소	대	소	대	소	대	소
:		:		:		:		:	

메모

_____년 ___월 ___일 ___요일

수유&이유식

시간	방법	모유(분), 분유(ml), 이유식(ml)
:	L R	
:	L R	
:	L R	
:	L R	
:	L R	
:	L R	
:	L R	
:	L R	
:	L R	

수면

시작	끝
:	:
:	:
:	:
:	:
:	:
:	:
:	:
:	:

배변

대	소	대	소	대	소	대	소	대	소
:		:		:		:		:	
대	소	대	소	대	소	대	소	대	소
:		:		:		:		:	

메모

_____년 ___월 ___일 ___요일

수유&이유식

시간	방법	모유(분), 분유(ml), 이유식(ml)
:	L R	
:	L R	
:	L R	
:	L R	
:	L R	
:	L R	
:	L R	
:	L R	
:	L R	

수면

시작	끝
:	:
:	:
:	:
:	:
:	:
:	:

배변

대	소	대	소	대	소	대	소	대	소
:	:	:	:	:
대	소	대	소	대	소	대	소	대	소
:	:	:	:	:

메모

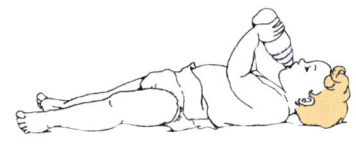

_____ 년 ___ 월 ___ 일 ___ 요일

수유&이유식

시간	방법	모유(분), 분유(ml), 이유식(ml)
:	L　R	
:	L　R	
:	L　R	
:	L　R	
:	L　R	
:	L　R	
:	L　R	
:	L　R	
:	L　R	

수면 　　　 배변

시작	끝

대　소　대　소　대　소　대　소　대　소
: 　　 : 　　 : 　　 : 　　 :

대　소　대　소　대　소　대　소　대　소
: 　　 : 　　 : 　　 : 　　 :

메모

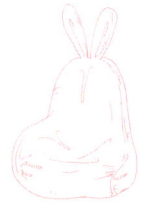

_____ 년 ___월 ___일 ___요일

수유&이유식

시간	방법	모유(분), 분유(ml), 이유식(ml)
:	L R	
:	L R	
:	L R	
:	L R	
:	L R	
:	L R	
:	L R	
:	L R	
:	L R	

수면

시작	끝
:	:
:	:
:	:
:	:
:	:
:	:
:	:

배변

대 소	대 소	대 소	대 소	대 소
:	:	:	:	:

대 소	대 소	대 소	대 소	대 소
:	:	:	:	:

메모

_____ 년 ___월 ___일 ___요일

수유&이유식

시간	방법	모유(분), 분유(ml), 이유식(ml)
:	L R	
:	L R	
:	L R	
:	L R	
:	L R	
:	L R	
:	L R	
:	L R	

수면

시작	끝
:	:
:	:
:	:
:	:
:	:
:	:
:	:
:	:

배변

대 소	대 소	대 소	대 소	대 소
:	:	:	:	:

대 소	대 소	대 소	대 소	대 소
:	:	:	:	:

메모

_____년 ___월 ___일 ___요일

수유&이유식

시간	방법	모유(분), 분유(ml), 이유식(ml)
:	L R	
:	L R	
:	L R	
:	L R	
:	L R	
:	L R	
:	L R	
:	L R	
:	L R	

수면

시작   끝

:	:
:	:
:	:
:	:
:	:

배변

대 소   대 소   대 소   대 소   대 소
: :   : :   : :   : :   : :

대 소   대 소   대 소   대 소   대 소
: :   : :   : :   : :   : :

메모

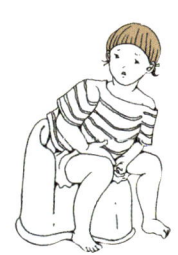

_____ 년 ___ 월 ___ 일 ___ 요일

수유&이유식

시간	방법	모유(분), 분유(ml), 이유식(ml)
:	L R	
:	L R	
:	L R	
:	L R	
:	L R	
:	L R	
:	L R	
:	L R	
:	L R	

수면

시작	끝
:	:
:	:
:	:
:	:
:	:
:	:
:	:

배변

대	소	대	소	대	소	대	소	대	소
:	:	:	:	:
대	소	대	소	대	소	대	소	대	소
:	:	:	:	:

메모

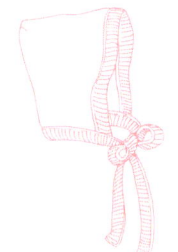

_____년 ___월 ___일 ___요일

수유&이유식

시간	방법	모유(분), 분유(ml), 이유식(ml)
:	L R	
:	L R	
:	L R	
:	L R	
:	L R	
:	L R	
:	L R	
:	L R	
:	L R	

수면

시작	끝
:	:
:	:
:	:
:	:
:	:
:	:
:	:

배변

대 소 대 소 대 소 대 소 대 소
: : : : :

대 소 대 소 대 소 대 소 대 소
: : : : :

메모

_____ 년 ___ 월 ___ 일 ___ 요일

수유&이유식

시간	방법	모유(분), 분유(ml), 이유식(ml)
:	L R	
:	L R	
:	L R	
:	L R	
:	L R	
:	L R	
:	L R	
:	L R	
:	L R	

수면

시작	끝
:	:
:	:
:	:
:	:
:	:
:	:
:	:
:	:

배변

대 소   대 소   대 소   대 소   대 소
:   :   :   :   :

대 소   대 소   대 소   대 소   대 소
:   :   :   :   :

메모

_____ 년 ___월 ___일 ___요일

수유&이유식

시간	방법	모유(분), 분유(ml), 이유식(ml)
:	L R	
:	L R	
:	L R	
:	L R	
:	L R	
:	L R	
:	L R	
:	L R	
:	L R	

수면

시작　　끝

:　　　:
:　　　:
:　　　:
:　　　:
:　　　:
:　　　:

배변

대 소　대 소　대 소　대 소　대 소
:　:　　:　:　　:　:　　:　:　　:　:

대 소　대 소　대 소　대 소　대 소
:　:　　:　:　　:　:　　:　:　　:　:

메모

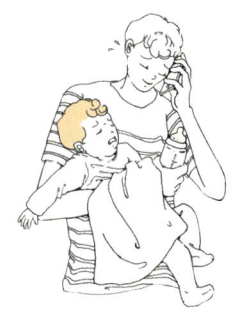

_____년 ___월 ___일 ___요일

수유&이유식

시간	방법	모유(분), 분유(ml), 이유식(ml)
:	L R	
:	L R	
:	L R	
:	L R	
:	L R	
:	L R	
:	L R	
:	L R	
:	L R	

수면

시작	끝
:	:
:	:
:	:
:	:
:	:
:	:
:	:
:	:

배변

대 소	대 소	대 소	대 소	대 소
:	:	:	:	:
대 소	대 소	대 소	대 소	대 소
:	:	:	:	:

메모

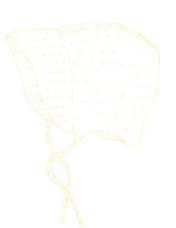

_____년 ___월 ___일 ___요일

수유&이유식

시간	방법	모유(분), 분유(ml), 이유식(ml)
:	L R	
:	L R	
:	L R	
:	L R	
:	L R	
:	L R	
:	L R	
:	L R	
:	L R	

수면

시작	끝
:	:
:	:
:	:
:	:
:	:
:	:
:	:
:	:
:	:

배변

대	소	대	소	대	소	대	소	대	소
:		:		:		:		:	
대	소	대	소	대	소	대	소	대	소
:		:		:		:		:	

메모

_____ 년 ___월 ___일 ___요일

수유&이유식

시간 　　　　　방법 　　　　　모유(분), 분유(ml), 이유식(ml)

:	L R	
:	L R	
:	L R	
:	L R	
:	L R	
:	L R	
:	L R	
:	L R	
:	L R	

수면 　　　　배변

시작 　　끝

:	:
:	:
:	:
:	:
:	:
:	:
:	:
:	:

대 소 대 소 대 소 대 소 대 소
: 　　: 　　: 　　: 　　:

대 소 대 소 대 소 대 소 대 소
: 　　: 　　: 　　: 　　:

메모

_____ 년 ___ 월 ___ 일 ___ 요일

수유&이유식

시간	방법	모유(분), 분유(ml), 이유식(ml)
:	L R	
:	L R	
:	L R	
:	L R	
:	L R	
:	L R	
:	L R	
:	L R	
:	L R	

수면

시작	끝
:	:
:	:
:	:
:	:
:	:
:	:
:	:
:	:
:	:

배변

대	소	대	소	대	소	대	소	대	소
:		:		:		:		:	
대	소	대	소	대	소	대	소	대	소
:		:		:		:		:	

메모

So Unfair !

_____ 년 ___ 월 ___ 일 ___ 요일

수유&이유식

시간	방법	모유(분), 분유(ml), 이유식(ml)
:	L R	
:	L R	
:	L R	
:	L R	
:	L R	
:	L R	
:	L R	
:	L R	

수면

시작	끝
:	:
:	:
:	:
:	:
:	:
:	:
:	:

배변

대	소	대	소	대	소	대	소	대	소
:		:		:		:		:	
대	소	대	소	대	소	대	소	대	소
:		:		:		:		:	

메모

_____ 년 ___ 월 ___ 일 ___ 요일

수유&이유식

시간	방법	모유(분), 분유(ml), 이유식(ml)
:	L R	
:	L R	
:	L R	
:	L R	
:	L R	
:	L R	
:	L R	
:	L R	
:	L R	

수면

시작	끝
:	:
:	:
:	:
:	:
:	:
:	:
:	:
:	:

배변

대 소   대 소   대 소   대 소   대 소
 :   :   :   :   :

대 소   대 소   대 소   대 소   대 소
 :   :   :   :   :

메모

_____ 년 ___월 ___일 ___요일

수유&이유식

시간	방법	모유(분), 분유(ml), 이유식(ml)
:	L R	
:	L R	
:	L R	
:	L R	
:	L R	
:	L R	
:	L R	
:	L R	
:	L R	

수면

시작	끝
:	:
:	:
:	:
:	:
:	:
:	:
:	:

배변

대	소	대	소	대	소	대	소	대	소
:		:		:		:		:	
대	소	대	소	대	소	대	소	대	소
:		:		:		:		:	

메모

_____ 년 ___ 월 ___ 일 ___ 요일

수유&이유식

시간	방법	모유(분), 분유(㎖), 이유식(㎖)
:	L R	
:	L R	
:	L R	
:	L R	
:	L R	
:	L R	
:	L R	
:	L R	
:	L R	

수면   배변

시작   끝

:	:	대 소	대 소	대 소	대 소	대 소
:	:					
:	:	대 소	대 소	대 소	대 소	대 소
:	:					

메오

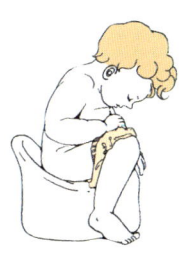

_____ 년 ___월 ___일 ___요일

수유&이유식

시간	방법	모유(분), 분유(㎖), 이유식(㎖)
:	L R	
:	L R	
:	L R	
:	L R	
:	L R	
:	L R	
:	L R	
:	L R	
:	L R	

수면   배변

시작	끝
:	:
:	:
:	:
:	:
:	:
:	:
:	:
:	:

대 소 대 소 대 소 대 소 대 소
: : : : : : : : : :

대 소 대 소 대 소 대 소 대 소
: : : : : : : : : :

메모

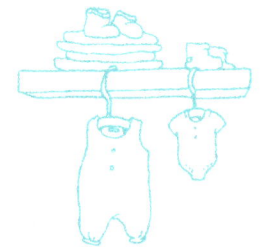

_____년 ___월 ___일 ___요일

수유&이유식

시간	방법	모유(분), 분유(ml), 이유식(ml)
:	L R	
:	L R	
:	L R	
:	L R	
:	L R	
:	L R	
:	L R	
:	L R	

수면

시작	끝
:	:
:	:
:	:
:	:
:	:
:	:

배변

대	소	대	소	대	소	대	소	대	소
:		:		:		:		:	
대	소	대	소	대	소	대	소	대	소
:		:		:		:		:	

메모

_____년 ___월 ___일 ___요일

수유&이유식

시간	방법	모유(분), 분유(ml), 이유식(ml)
:	L R	
:	L R	
:	L R	
:	L R	
:	L R	
:	L R	
:	L R	
:	L R	
:	L R	

수면   ## 배변

시작	끝
:	:
:	:

대 소 대 소 대 소 대 소 대 소
:   :   :   :   :

대 소 대 소 대 소 대 소 대 소
:   :   :   :   :

시작	끝
:	:
:	:
:	:
:	:
:	:
:	:

메모

_____ 년 ___ 월 ___ 일 ___ 요일

수유&이유식

시간	방법	모유(분), 분유(ml), 이유식(ml)
:	L R	
:	L R	
:	L R	
:	L R	
:	L R	
:	L R	
:	L R	
:	L R	

수면

시작	끝
:	:
:	:
:	:
:	:
:	:
:	:
:	:

배변

대	소	대	소	대	소	대	소	대	소
:	:	:	:	:					

대	소	대	소	대	소	대	소	대	소
:	:	:	:	:					

메모

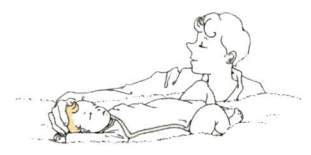

_____ 년 ___월 ___일 ___요일

수유&이유식

시간	방법	모유(분), 분유(ml), 이유식(ml)
:	L R	
:	L R	
:	L R	
:	L R	
:	L R	
:	L R	
:	L R	
:	L R	
:	L R	

수면   배변

시작	끝

대 : 소 대 : 소 대 : 소 대 : 소 대 : 소
: : : : :

대 : 소 대 : 소 대 : 소 대 : 소 대 : 소
: : : : :

메모

_____ 년 ___월 ___일 ___요일

수유&이유식

시간	방법	모유(분), 분유(ml), 이유식(ml)
:	L R	
:	L R	
:	L R	
:	L R	
:	L R	
:	L R	
:	L R	
:	L R	
:	L R	

수면

시작	끝
:	:
:	:
:	:
:	:
:	:
:	:

배변

대	소	대	소	대	소	대	소	대	소
:	:	:	:	:	:	:	:	:	:
대	소	대	소	대	소	대	소	대	소
:	:	:	:	:	:	:	:	:	:

메모

_____ 년 ___ 월 ___ 일 ___ 요일

수유 & 이유식

시간	방법	모유(분), 분유(ml), 이유식(ml)
:	L R	
:	L R	
:	L R	
:	L R	
:	L R	
:	L R	
:	L R	
:	L R	
:	L R	

수면

시작	끝
:	:
:	:
:	:
:	:
:	:
:	:
:	:
:	:

배변

대	소	대	소	대	소	대	소	대	소
:	:	:	:	:					

대	소	대	소	대	소	대	소	대	소
:	:	:	:	:					

메모

_____ 년 ___ 월 ___ 일 ___ 요일

수유 & 이유식

시간	방법	모유(분), 분유(ml), 이유식(ml)
:	L R	
:	L R	
:	L R	
:	L R	
:	L R	
:	L R	
:	L R	
:	L R	
:	L R	

수면

시작	끝
:	:
:	:
:	:
:	:

배변

대 소	대 소	대 소	대 소	대 소
:	:	:	:	:
대 소	대 소	대 소	대 소	대 소

메모

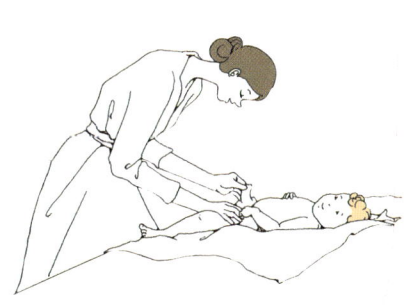

_____ 년 ___ 월 ___ 일 ___ 요일

수유&이유식

시간	방법	모유(분), 분유(ml), 이유식(ml)
:	L R	
:	L R	
:	L R	
:	L R	
:	L R	
:	L R	
:	L R	
:	L R	
:	L R	

수면   배변

시작	끝
:	:

대 소 대 소 대 소 대 소 대 소
 :   :   :   :   :

대 소 대 소 대 소 대 소 대 소
 :   :   :   :   :

시작	끝
:	:
:	:
:	:
:	:
:	:
:	:
:	:

메모

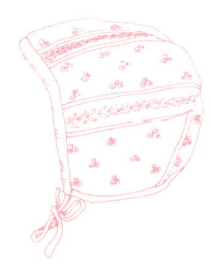

_____ 년 ___월 ___일 ___요일

수유&이유식

시간	방법	모유(분), 분유(ml), 이유식(ml)
:	L R	
:	L R	
:	L R	
:	L R	
:	L R	
:	L R	
:	L R	
:	L R	
:	L R	

수면

시작	끝
:	:
:	:
:	:
:	:
:	:
:	:

배변

대 소 대 소 대 소 대 소 대 소
: : : : :

대 소 대 소 대 소 대 소 대 소
: : : : :

메모

_____ 년 ___월 ___일 ___요일

수유&이유식

시간	방법	모유(분), 분유(ml), 이유식(ml)
:	L R	
:	L R	
:	L R	
:	L R	
:	L R	
:	L R	
:	L R	
:	L R	
:	L R	

수면   배변

시작	끝										
:	:	대	소	대	소	대	소	대	소	대	소
		:		:		:		:		:	
:	:										
:	:	대	소	대	소	대	소	대	소	대	소
		:		:		:		:		:	
:	:										

메모

:
:
:
:
:

___년 __월 __일 __요일

수유&이유식

시간	방법	모유(분), 분유(ml), 이유식(ml)
:	L R	
:	L R	
:	L R	
:	L R	
:	L R	
:	L R	
:	L R	
:	L R	

수면

시작	끝
:	:
:	:
:	:
:	:
:	:

배변

대 소	대 소	대 소	대 소	대 소
:	:	:	:	:
대 소	대 소	대 소	대 소	대 소

메모

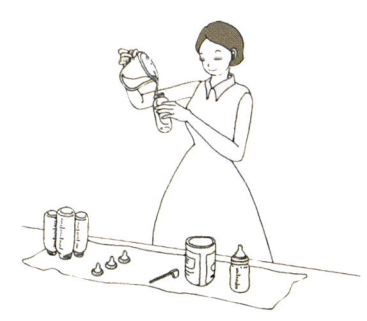

_____ 년 ___ 월 ___ 일 ___ 요일

수유&이유식

시간	방법	모유(분), 분유(ml), 이유식(ml)
:	L R	
:	L R	
:	L R	
:	L R	
:	L R	
:	L R	
:	L R	
:	L R	
:	L R	

수면

시작	끝
:	:
:	:
:	:
:	:
:	:
:	:

배변

대	소	대	소	대	소	대	소	대	소
:	:	:	:	:
대	소	대	소	대	소	대	소	대	소
:	:	:	:	:

메모

_____ 년 ___ 월 ___ 일 ___ 요일

수유 & 이유식

시간	방법	모유(분), 분유(ml), 이유식(ml)
:	L R	
:	L R	
:	L R	
:	L R	
:	L R	
:	L R	
:	L R	
:	L R	
:	L R	

수면

시작	끝
:	:
:	:
:	:
:	:
:	:
:	:
:	:
:	:

배변

대	소	대	소	대	소	대	소	대	소
:	:	:	:	:	:	:	:	:	:
대	소	대	소	대	소	대	소	대	소
:	:	:	:	:	:	:	:	:	:

메모

_____ 년 ___ 월 ___ 일 ___ 요일

수유 & 이유식

시간	방법	모유(분), 분유(ml), 이유식(ml)
:	L R	
:	L R	
:	L R	
:	L R	
:	L R	
:	L R	
:	L R	
:	L R	
:	L R	

수면

시작	끝
:	:
:	:
:	:
:	:
:	:
:	:
:	:
:	:

배변

대 소	대 소	대 소	대 소	대 소
:	:	:	:	:

대 소	대 소	대 소	대 소	대 소
:	:	:	:	:

메모

_____년 ___월 ___일 ___요일

수유&이유식

시간	방법	모유(분), 분유(ml), 이유식(ml)
:	L R	
:	L R	
:	L R	
:	L R	
:	L R	
:	L R	
:	L R	
:	L R	
:	L R	

수면

시작	끝
:	:
:	:
:	:
:	:
:	:
:	:
:	:
:	:
:	:

배변

대 소	대 소	대 소	대 소	대 소
:	:	:	:	:
대 소	대 소	대 소	대 소	대 소
:	:	:	:	:

메모

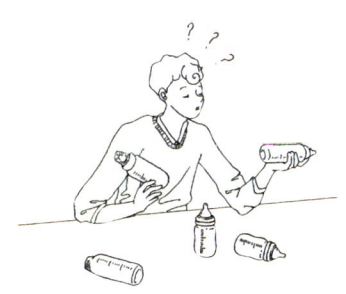

_____ 년 ___월 ___일 ___요일

수유 & 이유식

시간　　　　　방법　　　　　모유(분), 분유(ml), 이유식(ml)

：　　　　L　R　🍼　🥄

：　　　　L　R　🍼　🥄

：　　　　L　R　🍼　🥄

：　　　　L　R　🍼　🥄

：　　　　L　R　🍼　🥄

：　　　　L　R　🍼　🥄

：　　　　L　R　🍼　🥄

：　　　　L　R　🍼　🥄

수면　　　　배변

시작　　끝

：　　：　　　대　소　대　소　대　소　대　소　대　소
　　　　　　　：　　：　　：　　：　　：

：　　：　　　대　소　대　소　대　소　대　소　대　소
　　　　　　　：　　：　　：　　：　　：

：　　：

：　　：

：　　：　　## 메모

：　　：

：　　：

：　　：

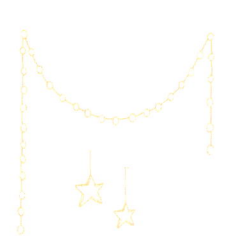

_____년 ___월 ___일 ___요일

수유&이유식

시간	방법	모유(분), 분유(ml), 이유식(ml)
:	L R	
:	L R	
:	L R	
:	L R	
:	L R	
:	L R	
:	L R	
:	L R	
:	L R	

수면

시작	끝
:	:
:	:
:	:
:	:
:	:
:	:
:	:
:	:

배변

대	소	대	소	대	소	대	소	대	소
:	:	:	:	:	:	:	:	:	:
대	소	대	소	대	소	대	소	대	소
:	:	:	:	:	:	:	:	:	:

메모

_____ 년 ___ 월 ___ 일 ___ 요일

수유 & 이유식

시간	방법	모유(분), 분유(ml), 이유식(ml)
:	L R	
:	L R	
:	L R	
:	L R	
:	L R	
:	L R	
:	L R	
:	L R	
:	L R	

수면

시작	끝
:	:
:	:
:	:
:	:
:	:
:	:
:	:
:	:
:	:

배변

대	소	대	소	대	소	대	소	대	소
:		:		:		:		:	
대	소	대	소	대	소	대	소	대	소
:		:		:		:		:	

메모

_____년 ___월 ___일 ___요일

수유&이유식

시간	방법	모유(분), 분유(ml), 이유식(ml)
:	L R	
:	L R	
:	L R	
:	L R	
:	L R	
:	L R	
:	L R	
:	L R	
:	L R	

수면

시작	끝
:	:
:	:
:	:
:	:
:	:
:	:
:	:
:	:

배변

대 소	대 소	대 소	대 소	대 소
:	:	:	:	:
대 소	대 소	대 소	대 소	대 소
:	:	:	:	:

메모

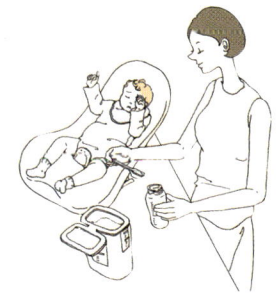

_____ 년 ___ 월 ___ 일 ___ 요일

수유 & 이유식

시간	방법	모유(분), 분유(ml), 이유식(ml)
:	L R	
:	L R	
:	L R	
:	L R	
:	L R	
:	L R	
:	L R	
:	L R	
:	L R	

수면

시작	끝
:	:
:	:
:	:
:	:
:	:
:	:
:	:
:	:
:	:

배변

대 소	대 소	대 소	대 소	대 소
:	:	:	:	:

대 소	대 소	대 소	대 소	대 소
:	:	:	:	:

메모

_____ 년 ___ 월 ___ 일 ___ 요일

수유&이유식

시간	방법	모유(분), 분유(ml), 이유식(ml)
:	L R	
:	L R	
:	L R	
:	L R	
:	L R	
:	L R	
:	L R	
:	L R	
:	L R	

수면

시작	끝
:	:
:	:
:	:
:	:
:	:
:	:
:	:
:	:

배변

대 소   대 소   대 소   대 소   대 소
 :   :   :   :   :

대 소   대 소   대 소   대 소   대 소
 :   :   :   :   :

메모

_____년 ___월 ___일 ___요일

수유&이유식

시간	방법	모유(분), 분유(ml), 이유식(ml)
:	L R	
:	L R	
:	L R	
:	L R	
:	L R	
:	L R	
:	L R	
:	L R	
:	L R	

수면

시작	끝
:	:
:	:
:	:
:	:
:	:
:	:
:	:
:	:

배변

대	소	대	소	대	소	대	소	대	소
:	:	:	:	:					
대	소	대	소	대	소	대	소	대	소
:	:	:	:	:					

메모

_____ 년 ___월 ___일 ___요일

수유&이유식

시간	방법	모유(분), 분유(ml), 이유식(ml)
:	L R	
:	L R	
:	L R	
:	L R	
:	L R	
:	L R	
:	L R	
:	L R	
:	L R	

수면

시작   끝

: :

: :

: :

: :

: :

: :

: :

배변

대	소	대	소	대	소	대	소	대	소
:	:	:	:	:	:	:	:	:	:
대	소	대	소	대	소	대	소	대	소
:	:	:	:	:	:	:	:	:	:

메모

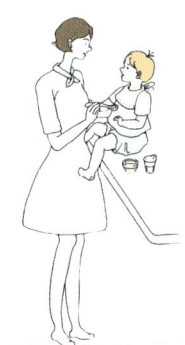

_____년 ___월 ___일 ___요일

수유&이유식

시간	방법	모유(분), 분유(ml), 이유식(ml)
:	L R	
:	L R	
:	L R	
:	L R	
:	L R	
:	L R	
:	L R	
:	L R	
:	L R	

수면   ## 배변

시작   끝

시작	끝	대 소	대 소	대 소	대 소	대 소
:	:	:	:	:	:	:
:	:	대 소	대 소	대 소	대 소	대 소
:	:	:	:	:	:	:
:	:					
:	:					
:	:					
:	:					

메모

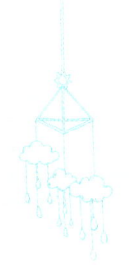

_____ 년 ___ 월 ___ 일 ___ 요일

수유&이유식

시간	방법	모유(분), 분유(ml), 이유식(ml)
:	L R	
:	L R	
:	L R	
:	L R	
:	L R	
:	L R	
:	L R	
:	L R	

수면

시작	끝
:	:
:	:
:	:
:	:
:	:
:	:
:	:

배변

대	소	대	소	대	소	대	소	대	소
:	:	:	:	:
대	소	대	소	대	소	대	소	대	소
:	:	:	:	:

메모

_____ 년 ___ 월 ___ 일 ___ 요일

수유&이유식

시간	방법	모유(분), 분유(ml), 이유식(ml)
:	L　R	
:	L　R	
:	L　R	
:	L　R	
:	L　R	
:	L　R	
:	L　R	
:	L　R	

수면　　　　배변

시작 : 끝	대 소 대 소 대 소 대 소 대 소
: :	: : : : :
: :	대 소 대 소 대 소 대 소 대 소
: :	: : : : :
: :	
: :	### 메모
: :	
: :	
: :	

_____ 년 ___ 월 ___ 일 ___ 요일

수유&이유식

시간	방법	모유(분), 분유(㎖), 이유식(㎖)
:	L R	
:	L R	
:	L R	
:	L R	
:	L R	
:	L R	
:	L R	
:	L R	
:	L R	

수면   배변

시작   끝

:	:	대 소 대 소 대 소 대 소 대 소
:	:	: : : :
:	:	대 소 대 소 대 소 대 소 대 소
:	:	: : : :
:	:	
:	:	
:	:	
:	:	
:	:	메모
:	:	

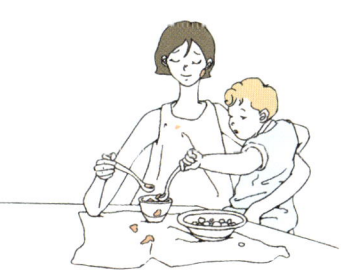

_____ 년 ___월 ___일 ___요일

수유&이유식

시간	방법	모유(분), 분유(ml), 이유식(ml)
:	L R	
:	L R	
:	L R	
:	L R	
:	L R	
:	L R	
:	L R	
:	L R	

수면

시작	끝
:	:
:	:
:	:
:	:
:	:
:	:
:	:
:	:

배변

대	소	대	소	대	소	대	소	대	소
:	:	:	:	:					
대	소	대	소	대	소	대	소	대	소
:	:	:	:	:					

메모

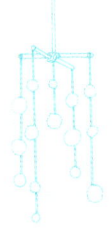

_____년 ___월 ___일 ___요일

수유&이유식

시간	방법	모유(분), 분유(ml), 이유식(ml)
:	L R	
:	L R	
:	L R	
:	L R	
:	L R	
:	L R	
:	L R	
:	L R	
:	L R	

수면

시작	끝
:	:
:	:
:	:
:	:
:	:
:	:
:	:
:	:

배변

대 소	대 소	대 소	대 소	대 소
:	:	:	:	:

대 소	대 소	대 소	대 소	대 소
:	:	:	:	:

메모

_____ 년 ____ 월 ____ 일 ____ 요일

수유 & 이유식

시간	방법	모유(분), 분유(ml), 이유식(ml)
:	L R	
:	L R	
:	L R	
:	L R	
:	L R	
:	L R	
:	L R	
:	L R	
:	L R	

수면

시작	끝
:	:
:	:
:	:
:	:
:	:
:	:

배변

대	소	대	소	대	소	대	소	대	소
:		:		:		:		:	
대	소	대	소	대	소	대	소	대	소
:		:		:		:		:	

메모

_____ 년 ___ 월 ___ 일 ___ 요일

수유 & 이유식

시간	방법	모유(분), 분유(ml), 이유식(ml)
:	L R	
:	L R	
:	L R	
:	L R	
:	L R	
:	L R	
:	L R	
:	L R	
:	L R	

수면

시작	끝
:	:
:	:
:	:
:	:
:	:
:	:
:	:
:	:

배변

대	소	대	소	대	소	대	소	대	소
:		:		:		:		:	
대	소	대	소	대	소	대	소	대	소
:		:		:		:		:	

메모

_____년 ___월 ___일 ___요일

수유&이유식

시간	방법	모유(분), 분유(ml), 이유식(ml)
:	L R	
:	L R	
:	L R	
:	L R	
:	L R	
:	L R	
:	L R	
:	L R	
:	L R	

수면

시작	끝
:	:
:	:
:	:
:	:
:	:
:	:
:	:
:	:

배변

대	소	대	소	대	소	대	소	대	소
:		:		:		:		:	

대	소	대	소	대	소	대	소	대	소
:		:		:		:		:	

메모

_____ 년 ___월 ___일 ___요일

수유&이유식

시간	방법	모유(분), 분유(ml), 이유식(ml)
:	L R	
:	L R	
:	L R	
:	L R	
:	L R	
:	L R	
:	L R	
:	L R	

수면

시작	끝
:	:
:	:
:	:
:	:
:	:
:	:
:	:

배변

대	소	대	소	대	소	대	소	대	소
:	:	:	:	:					

대	소	대	소	대	소	대	소	대	소
:	:	:	:	:					

메모

_____ 년 ___ 월 ___ 일 ___ 요일

수유&이유식

시간	방법	모유(분), 분유(ml), 이유식(ml)
:	L R	
:	L R	
:	L R	
:	L R	
:	L R	
:	L R	
:	L R	
:	L R	
:	L R	

수면

시작	끝
:	:
:	:
:	:
:	:
:	:
:	:
:	:
:	:

배변

대	소	대	소	대	소	대	소	대	소
:		:		:		:		:	
대	소	대	소	대	소	대	소	대	소
:		:		:		:		:	

메모

_____년 ___월 ___일 ___요일

수유&이유식

시간	방법	모유(분), 분유(ml), 이유식(ml)
:	L　R	
:	L　R	
:	L　R	
:	L　R	
:	L　R	
:	L　R	
:	L　R	
:	L　R	
:	L　R	

수면

시작　　끝

:
:
:
:
:

배변

대　소　대　소　대　소　대　소　대　소
:
대　소　대　소　대　소　대　소　대　소

메모

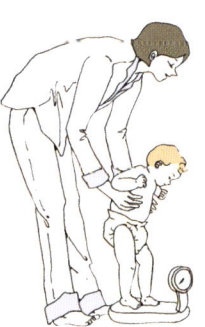

_____ 년 _____ 월 _____ 일 _____ 요일

수유&이유식

시간	방법	모유(분), 분유(ml), 이유식(ml)
:	L R	
:	L R	
:	L R	
:	L R	
:	L R	
:	L R	
:	L R	
:	L R	
:	L R	

수면

시작	끝
:	:
:	:
:	:
:	:
:	:
:	:
:	:
:	:

배변

대	소	대	소	대	소	대	소	대	소
:	:	:	:	:
대	소	대	소	대	소	대	소	대	소
:	:	:	:	:

메모

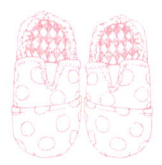

_____ 년 ___월 ___일 ___요일

수유&이유식

시간	방법		모유(분), 분유(ml), 이유식(ml)
:	L R		
:	L R		
:	L R		
:	L R		
:	L R		
:	L R		
:	L R		
:	L R		
:	L R		

수면

시작	끝
:	:
:	:
:	:
:	:
:	:
:	:
:	:
:	:

배변

대	소	대	소	대	소	대	소	대	소
:	:	:	:	:
대	소	대	소	대	소	대	소	대	소
:	:	:	:	:

메모

_____ 년 ___ 월 ___ 일 ___ 요일

수유&이유식

시간	방법	모유(분), 분유(ml), 이유식(ml)
:	L R	
:	L R	
:	L R	
:	L R	
:	L R	
:	L R	
:	L R	
:	L R	
:	L R	

수면   ## 배변

시작	끝
:	:
:	:
:	:
:	:
:	:
:	:
:	:
:	:
:	:

대 소 대 소 대 소 대 소 대 소
 :   :   :   :   :

대 소 대 소 대 소 대 소 대 소
 :   :   :   :   :

메모

_____년 ___월 ___일 ___요일

수유&이유식

시간	방법	모유(분), 분유(ml), 이유식(ml)
:	L R 🍼 🥄	
:	L R 🍼 🥄	
:	L R 🍼 🥄	
:	L R 🍼 🥄	
:	L R 🍼 🥄	
:	L R 🍼 🥄	
:	L R 🍼 🥄	
:	L R 🍼 🥄	
:	L R 🍼 🥄	

수면

시작	끝
:	:
:	:
:	:
:	:
:	:
:	:
:	:
:	:

배변

대	소	대	소	대	소	대	소	대	소
:	:	:	:	:
대	소	대	소	대	소	대	소	대	소
:	:	:	:	:

메모

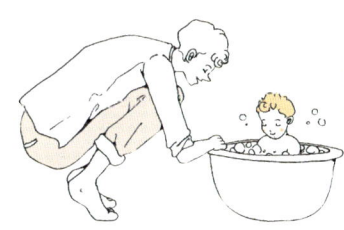

_____ 년 ___ 월 ___ 일 ___ 요일

수유&이유식

시간	방법	모유(분), 분유(ml), 이유식(ml)
:	L R	
:	L R	
:	L R	
:	L R	
:	L R	
:	L R	
:	L R	
:	L R	
:	L R	

수면

시작	끝
:	:
:	:
:	:
:	:
:	:
:	:
:	:
:	:
:	:

배변

대	소	대	소	대	소	대	소	대	소
:		:		:		:		:	

대	소	대	소	대	소	대	소	대	소
:		:		:		:		:	

메모

_____ 년 ___월 ___일 ___요일

수유&이유식

시간	방법	모유(분), 분유(ml), 이유식(ml)
:	L R	
:	L R	
:	L R	
:	L R	
:	L R	
:	L R	
:	L R	
:	L R	
:	L R	

수면

시작	끝
:	:
:	:
:	:
:	:
:	:
:	:
:	:
:	:

배변

대	소	대	소	대	소	대	소	대	소
:		:		:		:		:	
대	소	대	소	대	소	대	소	대	소
:		:		:		:		:	

메모

_____ 년 ___ 월 ___ 일 ___ 요일

수유&이유식

시간	방법	모유(분), 분유(ml), 이유식(ml)
:	L R	
:	L R	
:	L R	
:	L R	
:	L R	
:	L R	
:	L R	
:	L R	
:	L R	

수면   배변

시작	끝
:	:
:	:
:	:
:	:
:	:
:	:
:	:
:	:

대 소   대 소   대 소   대 소   대 소
 :   :   :   :   :

대 소   대 소   대 소   대 소   대 소
 :   :   :   :   :

메모

_____년 ___월 ___일 ___요일

수유&이유식

시간   방법   모유(분), 분유(ml), 이유식(ml)

:   L   R

:   L   R

:   L   R

:   L   R

:   L   R

:   L   R

:   L   R

:   L   R

:   L   R

수면   ## 배변

시작   끝

:   :   대 소   대 소   대 소   대 소   대 소

:   :   :   :   :   :   :

:   :   대 소   대 소   대 소   대 소   대 소

:   :   :   :   :   :   :

:

:   ## 메모

:

:

:

:

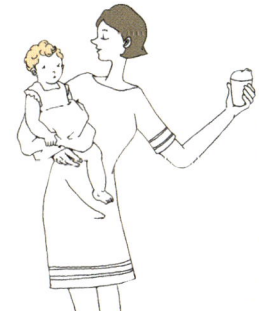

_____ 년 ___월 ___일 ___요일

수유&이유식

시간	방법	모유(분), 분유(ml), 이유식(ml)
:	L R	
:	L R	
:	L R	
:	L R	
:	L R	
:	L R	
:	L R	
:	L R	
:	L R	

수면

시작	끝
:	:
:	:
:	:
:	:
:	:
:	:
:	:
:	:

배변

대 소 대 소 대 소 대 소 대 소
: : : : :

대 소 대 소 대 소 대 소 대 소
: : : : :

메모

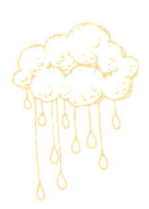

_____년 ___월 ___일 ___요일

수유&이유식

시간	방법	모유(분), 분유(ml), 이유식(ml)
:	L R	
:	L R	
:	L R	
:	L R	
:	L R	
:	L R	
:	L R	
:	L R	
:	L R	

수면   ## 배변

시작	끝
:	:
:	:
:	:
:	:
:	:
:	:
:	:
:	:

대 소   대 소   대 소   대 소   대 소
: :   :   : :   :   : :

대 소   대 소   대 소   대 소   대 소
: :   :   : :   :   : :

메모

_____ 년 ___ 월 ___ 일 ___ 요일

수유&이유식

시간	방법	모유(분), 분유(㎖), 이유식(㎖)
:	L R	
:	L R	
:	L R	
:	L R	
:	L R	
:	L R	
:	L R	
:	L R	
:	L R	

수면　　　　배변

시작	끝

대	소	대	소	대	소	대	소	대	소
:		:		:		:		:	

대	소	대	소	대	소	대	소	대	소
:		:		:		:		:	

시작	끝
:	:
:	:
:	:
:	:
:	:
:	:
:	:
:	:

메모

_____ 년 ____ 월 ____ 일 ____ 요일

수유 & 이유식

시간	방법	모유(분), 분유(ml), 이유식(ml)
:	L R	
:	L R	
:	L R	
:	L R	
:	L R	
:	L R	
:	L R	
:	L R	
:	L R	

수면

시작	끝
:	:
:	:
:	:
:	:
:	:
:	:
:	:

배변

대	소	대	소	대	소	대	소	대	소
대	소	대	소	대	소	대	소	대	소
:		:		:		:			

메모

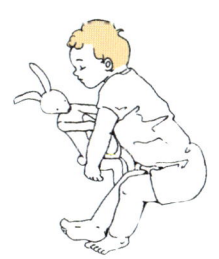

___ 년 ___ 월 ___ 일 ___ 요일

수유&이유식

시간	방법	모유(분), 분유(㎖), 이유식(㎖)
:	L R	
:	L R	
:	L R	
:	L R	
:	L R	
:	L R	
:	L R	
:	L R	
:	L R	

수면   배변

시작	끝										
:	:	대	소	대	소	대	소	대	소	대	소
:	:	:		:		:		:		:	
:	:	대	소	대	소	대	소	대	소	대	소
:	:	:		:		:		:		:	
:	:										
:	:										

메모

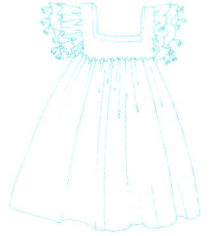

_____ 년 ___월 ___일 ___요일

수유&이유식

시간	방법	모유(분), 분유(ml), 이유식(ml)
:	L R	
:	L R	
:	L R	
:	L R	
:	L R	
:	L R	
:	L R	
:	L R	
:	L R	

수면

시작	끝
:	:
:	:
:	:
:	:
:	:
:	:
:	:
:	:
:	:
:	:
:	:
:	:

배변

대	소	대	소	대	소	대	소	대	소
:		:		:		:		:	
대	소	대	소	대	소	대	소	대	소
:		:		:		:		:	

메모

_____ 년 ___ 월 ___ 일 ___ 요일

수유 & 이유식

시간	방법	모유(분), 분유(ml), 이유식(ml)
:	L R	
:	L R	
:	L R	
:	L R	
:	L R	
:	L R	
:	L R	
:	L R	
:	L R	

수면   배변

시작	끝	대 소	대 소	대 소	대 소	대 소
:	:	:	:	:	:	:
:	:	대 소	대 소	대 소	대 소	대 소
:	:	:	:	:	:	:
:	:					
:	:					
:	:					

메모

_____년 ___월 ___일 ___요일

수유&이유식

시간	방법	모유(분), 분유(ml), 이유식(ml)
:	L R	
:	L R	
:	L R	
:	L R	
:	L R	
:	L R	
:	L R	
:	L R	
:	L R	

수면   ## 배변

시작	끝
:	:
:	:
:	:
:	:
:	:
:	:
:	:

대 소   대 소   대 소   대 소   대 소
:   :   :   :   :

대 소   대 소   대 소   대 소   대 소
:   :   :   :   :

메모

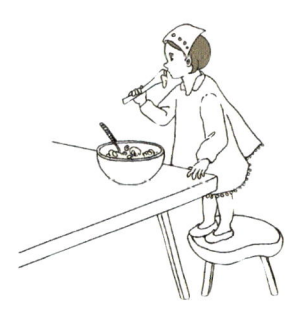

_____년 ___월 ___일 ___요일

수유&이유식

시간	방법	모유(분), 분유(ml), 이유식(ml)
:	L　R	
:	L　R	
:	L　R	
:	L　R	
:	L　R	
:	L　R	
:	L　R	
:	L　R	
:	L　R	

수면　　　　배변

시작	끝
:	:
:	:
:	:
:	:
:	:
:	:
:	:
:	:
:	:

대　소　대　소　대　소　대　소　대　소
: 　　 : 　　 : 　　 : 　　 :

대　소　대　소　대　소　대　소　대　소
: 　　 : 　　 : 　　 : 　　 :

메모

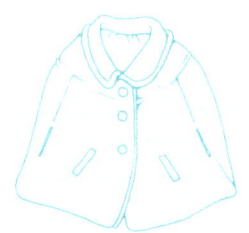

_____ 년 ___ 월 ___ 일 ___ 요일

수유 & 이유식

시간	방법	모유(분), 분유(ml), 이유식(ml)
:	L R	
:	L R	
:	L R	
:	L R	
:	L R	
:	L R	
:	L R	
:	L R	

수면   배변

시작	끝	대 소	대 소	대 소	대 소	대 소
:	:					
:	:					
:	:	대 소	대 소	대 소	대 소	대 소
:	:					
:	:					

메모

_____년 ___월 ___일 ___요일

수유&이유식

시간	방법	모유(분), 분유(ml), 이유식(ml)
:	L R	
:	L R	
:	L R	
:	L R	
:	L R	
:	L R	
:	L R	
:	L R	
:	L R	

수면

시작	끝
:	:
:	:
:	:
:	:
:	:
:	:
:	:

배변

대	소	대	소	대	소	대	소	대	소
:	:	:	:	:
대	소	대	소	대	소	대	소	대	소
:	:	:	:	:

메모

_____ 년 ___ 월 ___ 일 ___ 요일

수유&이유식

시간	방법	모유(분), 분유(ml), 이유식(ml)
:	L R	
:	L R	
:	L R	
:	L R	
:	L R	
:	L R	
:	L R	
:	L R	
:	L R	

수면

시작   끝

:   :

:   :

:   :

배변

대 소 대 소 대 소 대 소 대 소
:   :   :   :   :

대 소 대 소 대 소 대 소 대 소
:   :   :   :   :

메모

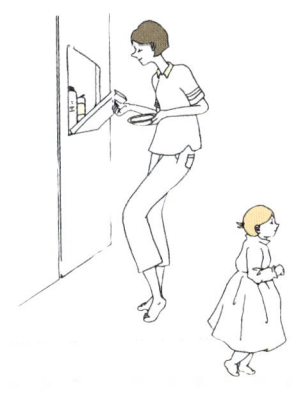

_____ 년 ___월 ___일 ___요일

수유&이유식

시간	방법	모유(분), 분유(ml), 이유식(ml)
:	L R	
:	L R	
:	L R	
:	L R	
:	L R	
:	L R	
:	L R	
:	L R	
:	L R	

수면

시작	끝
:	:
:	:
:	:
:	:
:	:
:	:

배변

대	소	대	소	대	소	대	소	대	소
:	:	:	:	:	:	:	:	:	:
대	소	대	소	대	소	대	소	대	소
:	:	:	:	:	:	:	:	:	:

메모

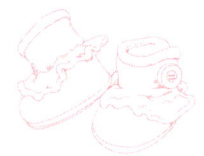

_____년 ___월 ___일 ___요일

수유&이유식

시간	방법	모유(분), 분유(ml), 이유식(ml)
:	L R	
:	L R	
:	L R	
:	L R	
:	L R	
:	L R	
:	L R	
:	L R	
:	L R	

수면

시작	끝
:	:
:	:
:	:
:	:

배변

대 소	대 소	대 소	대 소	대 소
:	:	:	:	:
대 소	대 소	대 소	대 소	대 소
:	:	:	:	:

메모

_____ 년 ___ 월 ___ 일 ___ 요일

수유&이유식

시간	방법	모유(분), 분유(ml), 이유식(ml)
:	L R	
:	L R	
:	L R	
:	L R	
:	L R	
:	L R	
:	L R	
:	L R	
:	L R	

수면

시작	끝
:	:
:	:
:	:
:	:
:	:
:	:
:	:
:	:

배변

대	소	대	소	대	소	대	소	대	소
:	:	:	:	:	:	:	:	:	:
대	소	대	소	대	소	대	소	대	소
:	:	:	:	:	:	:	:	:	:

메모

_____ 년 ___ 월 ___ 일 ___ 요일

수유 & 이유식

시간	방법	모유(분), 분유(ml), 이유식(ml)
:	L R	
:	L R	
:	L R	
:	L R	
:	L R	
:	L R	
:	L R	
:	L R	
:	L R	

수면

시작   끝

: :
: :

배변

대 소   대 소   대 소   대 소   대 소

대 소   대 소   대 소   대 소   대 소

메모

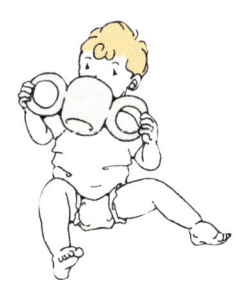

_____ 년 ___ 월 ___ 일 ___ 요일

수유&이유식

시간	방법	모유(분), 분유(ml), 이유식(ml)
:	L R	
:	L R	
:	L R	
:	L R	
:	L R	
:	L R	
:	L R	
:	L R	
:	L R	

수면

시작	끝
:	:
:	:
:	:
:	:
:	:
:	:
:	:
:	:

배변

대	소	대	소	대	소	대	소	대	소
:		:		:		:		:	
대	소	대	소	대	소	대	소	대	소
:		:		:		:		:	

메모

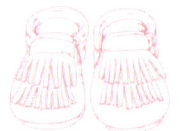

_____ 년 _____ 월 _____ 일 _____ 요일

수유&이유식

시간	방법	모유(분), 분유(ml), 이유식(ml)
:	L R	
:	L R	
:	L R	
:	L R	
:	L R	
:	L R	
:	L R	
:	L R	
:	L R	

수면

시작	끝
:	:
:	:
:	:
:	:
:	:
:	:
:	:

배변

대	소	대	소	대	소	대	소	대	소
:		:		:		:		:	
대	소	대	소	대	소	대	소	대	소
:		:		:		:		:	

메모

_____년 ___월 ___일 ___요일

수유&이유식

시간	방법	모유(분), 분유(ml), 이유식(ml)
:	L R	
:	L R	
:	L R	
:	L R	
:	L R	
:	L R	
:	L R	
:	L R	
:	L R	

수면

시작	끝
:	:
:	:
:	:
:	:
:	:
:	:
:	:
:	:

배변

대	소	대	소	대	소	대	소	대	소
:		:		:		:		:	
대	소	대	소	대	소	대	소	대	소
:		:		:		:		:	

메모

_____ 년 ____ 월 ____ 일 ____ 요일

수유&이유식

시간	방법	모유(분), 분유(ml), 이유식(ml)
:	L R	
:	L R	
:	L R	
:	L R	
:	L R	
:	L R	
:	L R	
:	L R	
:	L R	
:	L R	

수면

시작	끝
:	:
:	:
:	:
:	:
:	:
:	:
:	:
:	:
:	:

배변

대	소	대	소	대	소	대	소	대	소
:	:			:			:		:

대	소	대	소	대	소	대	소	대	소
:	:			:			:		:

메모

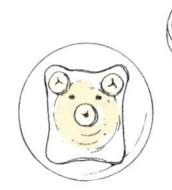

_____ 년 ___ 월 ___ 일 ___ 요일

수유&이유식

시간	방법	모유(분), 분유(ml), 이유식(ml)
:	L R	
:	L R	
:	L R	
:	L R	
:	L R	
:	L R	
:	L R	
:	L R	
:	L R	

수면

시작	끝
:	:
:	:
:	:
:	:
:	:
:	:
:	:
:	:
:	:

배변

대 소	대 소	대 소	대 소	대 소
:	:	:	:	:

대 소	대 소	대 소	대 소	대 소
:	:	:	:	:

메모

_____년 ___월 ___일 ___요일

수유&이유식

시간	방법	모유(분), 분유(ml), 이유식(ml)
:	L R	
:	L R	
:	L R	
:	L R	
:	L R	
:	L R	
:	L R	
:	L R	
:	L R	

수면

시작	끝
:	:
:	:
:	:
:	:
:	:
:	:
:	:
:	:

배변

대 소	대 소	대 소	대 소	대 소
:	:	:	:	:

대 소	대 소	대 소	대 소	대 소
:	:	:	:	:

메모

_____ 년 ___ 월 ___ 일 ___ 요일

수유&이유식

시간	방법	모유(분), 분유(ml), 이유식(ml)
:	L R	
:	L R	
:	L R	
:	L R	
:	L R	
:	L R	
:	L R	
:	L R	
:	L R	

수면   배변

시작	끝
:	:
:	:
:	:
:	:
:	:
:	:
:	:
:	:
:	:

대 소   대 소   대 소   대 소   대 소
  :   :   :   :   :

대 소   대 소   대 소   대 소   대 소
  :   :   :   :   :

메모

_____ 년 ___ 월 ___ 일 ___ 요일

수유 & 이유식

시간   방법   모유(분), 분유(ml), 이유식(ml)

:   L R   🍼 ⌒

:   L R   🍼 ⌒

:   L R   🍼 ⌒

:   L R   🍼 ⌒

:   L R   🍼 ⌒

:   L R   🍼 ⌒

:   L R   🍼 ⌒

:   L R   🍼 ⌒

:   L R   🍼 ⌒

수면   배변

시작   끝

:   :   대 소 대 소 대 소 대 소 대 소
                    :   :   :   :   :
:   :
                    대 소 대 소 대 소 대 소 대 소
:   :   :   :   :   :   :

:   :

:   :   메모

:   :

:   :

:   :

:   :

_____ 년 ___월 ___일 ___요일

수유&이유식

시간	방법	모유(분), 분유(ml), 이유식(ml)
:	L R	
:	L R	
:	L R	
:	L R	
:	L R	
:	L R	
:	L R	
:	L R	

수면

시작	끝
:	:
:	:
:	:
:	:
:	:
:	:
:	:
:	:

배변

대 소 대 소 대 소 대 소 대 소
:   :   :   :   :

대 소 대 소 대 소 대 소 대 소
:   :   :   :   :

메모

_____년 ___월 ___일 ___요일

수유&이유식

시간	방법	모유(분), 분유(ml), 이유식(ml)
:	L R	
:	L R	
:	L R	
:	L R	
:	L R	
:	L R	
:	L R	
:	L R	
:	L R	

수면

시작	끝
:	:
:	:
:	:
:	:
:	:
:	:
:	:
:	:

배변

대 소	대 소	대 소	대 소	대 소
:	:	:	:	:

대 소	대 소	대 소	대 소	대 소
:	:	:	:	:

메모

_____년 ___월 ___일 ___요일

수유&이유식

시간	방법	모유(분), 분유(ml), 이유식(ml)
:	L R	
:	L R	
:	L R	
:	L R	
:	L R	
:	L R	
:	L R	
:	L R	
:	L R	

수면　　　　배변

시작	끝	대	소	대	소	대	소	대	소	대	소
:	:	:		:		:		:		:	
:	:	대	소	대	소	대	소	대	소	대	소
	:	:		:		:		:		:	

메모

:	:
:	:
:	:
:	:
:	:

_____ 년 ___ 월 ___ 일 ___ 요일

수유 & 이유식

시간	방법	모유(분), 분유(ml), 이유식(ml)
:	L R	
:	L R	
:	L R	
:	L R	
:	L R	
:	L R	
:	L R	
:	L R	
:	L R	

수면

시작   끝
:   :
:   :
:   :
:   :

배변

대 소   대 소   대 소   대 소   대 소
:   :   :   :   :   :   :   :

대 소   대 소   대 소   대 소   대 소
:   :   :   :   :   :   :   :

메모

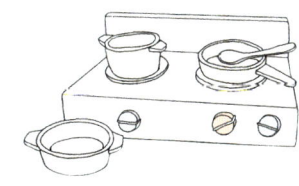

_____ 년 ___ 월 ___ 일 ___ 요일

수유&이유식

시간	방법	모유(분), 분유(ml), 이유식(ml)
:	L R	
:	L R	
:	L R	
:	L R	
:	L R	
:	L R	
:	L R	
:	L R	
:	L R	

수면   배변

시작	끝

대	소	대	소	대	소	대	소	대	소
:		:		:		:			

대	소	대	소	대	소	대	소	대	소
:		:		:		:			

메모

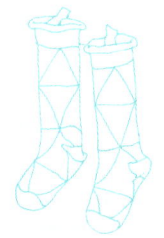

_____ 년 ___월 ___일 ___요일

수유&이유식

시간	방법	모유(분), 분유(ml), 이유식(ml)
:	L R	
:	L R	
:	L R	
:	L R	
:	L R	
:	L R	
:	L R	
:	L R	
:	L R	

수면   배변

시작	끝
:	:
:	:
:	:
:	:
:	:
:	:
:	:
:	:
:	:

대	소	대	소	대	소	대	소	대	소
:	:	:	:	:
대	소	대	소	대	소	대	소	대	소
:	:	:	:	:

메모

_____ 년 ___ 월 ___ 일 ___ 요일

수유&이유식

시간	방법	모유(분), 분유(ml), 이유식(ml)
:	L R	
:	L R	
:	L R	
:	L R	
:	L R	
:	L R	
:	L R	
:	L R	

수면　　　　　배변

시작	끝
:	:
:	:
:	:
:	:
:	:
:	:
:	:
:	:

대	소	대	소	대	소	대	소	대	소
:		:		:		:		:	

대	소	대	소	대	소	대	소	대	소
:		:		:		:		:	

메모

_____ 년 _____ 월 _____ 일 _____ 요일

수유&이유식

시간	방법	모유(분), 분유(㎖), 이유식(㎖)
:	L R	
:	L R	
:	L R	
:	L R	
:	L R	
:	L R	
:	L R	
:	L R	
:	L R	

수면   배변

시작   끝

대 소   대 소   대 소   대 소   대 소
: :   : :   : :   : :   : :

대 소   대 소   대 소   대 소   대 소
: :   : :   : :   : :   : :

메모

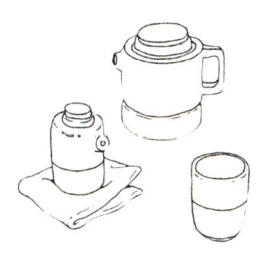

_____ 년 ___ 월 ___ 일 ___ 요일

수유&이유식

시간	방법	모유(분), 분유(ml), 이유식(ml)
:	L R	
:	L R	
:	L R	
:	L R	
:	L R	
:	L R	
:	L R	
:	L R	
:	L R	

수면   배변

시작   끝

대	소	대	소	대	소	대	소	대	소
:			:		:		:		:

대	소	대	소	대	소	대	소	대	소
:			:		:		:		:

메모

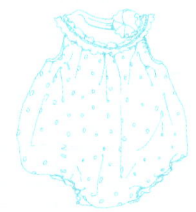

_____년 ___월 ___일 ___요일

수유&이유식

시간	방법	모유(분), 분유(ml), 이유식(ml)
:	L R	
:	L R	
:	L R	
:	L R	
:	L R	
:	L R	
:	L R	
:	L R	
:	L R	

수면

시작   끝

:	:
:	:
:	:

배변

대 소	대 소	대 소	대 소	대 소
:	:	:	:	:

대 소	대 소	대 소	대 소	대 소
:	:	:	:	:

메모

_____년 ___월 ___일 ___요일

수유&이유식

시간	방법	모유(분), 분유(ml), 이유식(ml)
:	L R	
:	L R	
:	L R	
:	L R	
:	L R	
:	L R	
:	L R	
:	L R	
:	L R	

수면

시작	끝
:	:
:	:
:	:
:	:
:	:
:	:
:	:
:	:
:	:

배변

대 소 　 대 소 　 대 소 　 대 소 　 대 소
　: 　: 　 　: 　: 　 　: 　: 　 　: 　: 　 　: 　:

대 소 　 대 소 　 대 소 　 대 소 　 대 소
　: 　: 　 　: 　: 　 　: 　: 　 　: 　: 　 　: 　:

메모

_____년 ___월 ___일 ___요일

수유&이유식

시간	방법	모유(분), 분유(ml), 이유식(ml)
:	L R	
:	L R	
:	L R	
:	L R	
:	L R	
:	L R	
:	L R	
:	L R	
:	L R	

수면

시작	끝
:	:
:	:
:	:
:	:
:	:
:	:
:	:
:	:

배변

대	소	대	소	대	소	대	소	대	소
대	소	대	소	대	소	대	소	대	소

메모

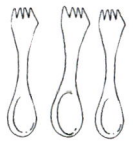

_____ 년 ___ 월 ___ 일 ___ 요일

수유 & 이유식

시간	방법	모유(분), 분유(ml), 이유식(ml)
:	L R	
:	L R	
:	L R	
:	L R	
:	L R	
:	L R	
:	L R	
:	L R	
:	L R	

수면

시작	끝
:	:
:	:
:	:
:	:
:	:
:	:
:	:

배변

대	소	대	소	대	소	대	소	대	소
:	:	:	:	:	:	:	:	:	:
대	소	대	소	대	소	대	소	대	소
:	:	:	:	:	:	:	:	:	:

메모

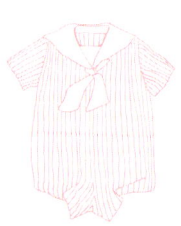

_____ 년 ___ 월 ___ 일 ___ 요일

수유 & 이유식

시간	방법	모유(분), 분유(ml), 이유식(ml)
:	L R	
:	L R	
:	L R	
:	L R	
:	L R	
:	L R	
:	L R	
:	L R	
:	L R	

수면

시작	끝
:	:
:	:
:	:
:	:
:	:
:	:

배변

대 소 대 소 대 소 대 소 대 소
: : : : :

대 소 대 소 대 소 대 소 대 소
: : : : :

메모

_____년 ___월 ___일 ___요일

수유&이유식

시간	방법	모유(분), 분유(ml), 이유식(ml)
:	L R	
:	L R	
:	L R	
:	L R	
:	L R	
:	L R	
:	L R	
:	L R	
:	L R	

수면   배변

시작	끝	
:	:	대 소 대 소 대 소 대 소 대 소
:	:	: : : : :
:	:	대 소 대 소 대 소 대 소 대 소
:	:	: : :
:	:	
:	:	

메모

:	:
:	:
:	:
:	:

_____ 년 ___월 ___일 ___요일

수유&이유식

시간	방법	모유(분), 분유(ml), 이유식(ml)
:	L R	
:	L R	
:	L R	
:	L R	
:	L R	
:	L R	
:	L R	
:	L R	
:	L R	

수면　　　배변

시작	끝

대 소　대 소　대 소　대 소　대 소
 : 　: 　: 　: 　:

대 소　대 소　대 소　대 소　대 소
 : 　: 　: 　: 　:

메오

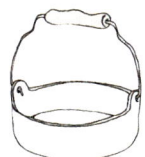

_____년 ___월 ___일 ___요일

수유&이유식

시간	방법	모유(분), 분유(ml), 이유식(ml)
:	L R	
:	L R	
:	L R	
:	L R	
:	L R	
:	L R	
:	L R	
:	L R	
:	L R	

수면   ## 배변

시작	끝

대 소 대 소 대 소 대 소 대 소
: : : : :

대 소 대 소 대 소 대 소 대 소
: : : : :

메모

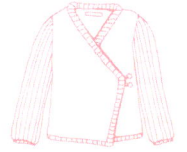

_____ 년 ___월 ___일 ___요일

수유&이유식

시간	방법	모유(분), 분유(ml), 이유식(ml)
:	L R	
:	L R	
:	L R	
:	L R	
:	L R	
:	L R	
:	L R	
:	L R	
:	L R	

수면

시작	끝
:	:
:	:
:	:
:	:
:	:
:	:

배변

대	소	대	소	대	소	대	소	대	소
:	:	:	:	:	:	:	:	:	:
대	소	대	소	대	소	대	소	대	소

메모

_____ 년 ___ 월 ___ 일 ___ 요일

수유 & 이유식

시간	방법	모유(분), 분유(ml), 이유식(ml)
:	L R	
:	L R	
:	L R	
:	L R	
:	L R	
:	L R	
:	L R	
:	L R	
:	L R	

수면

시작	끝
:	:
:	:
:	:
:	:
:	:
:	:
:	:
:	:

배변

대 소	대 소	대 소	대 소	대 소
:	:	:	:	:

대 소	대 소	대 소	대 소	대 소
:	:	:	:	:

메모

_____ 년 ___ 월 ___ 일 ___ 요일

수유&이유식

시간 　　　　　 방법 　　　　 모유(분), 분유(ml), 이유식(ml)

: 　　　　 L　R　🍼　〜🥄

: 　　　　 L　R　🍼　〜🥄

: 　　　　 L　R　🍼　〜🥄

: 　　　　 L　R　🍼　〜🥄

: 　　　　 L　R　🍼　〜🥄

: 　　　　 L　R　🍼　〜🥄

: 　　　　 L　R　🍼　〜🥄

: 　　　　 L　R　🍼　〜🥄

: 　　　　 L　R　🍼　〜🥄

수면 　　　　　 배변

시작 　　 끝

: 　　 : 　　　대　소　대　소　대　소　대　소　대　소
: 　　 : 　　　 : 　　 : 　　 : 　　 : 　　 :

: 　　 : 　　　대　소　대　소　대　소　대　소　대　소
: 　　 : 　　　 : 　　 : 　　 : 　　 : 　　 :

: 　　 :

: 　　 : 　　　　## 메모

: 　　 :

: 　　 :

: 　　 :

: 　　 :

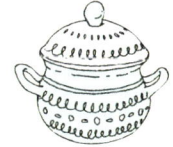

_____년 ___월 ___일 ___요일

수유&이유식

시간	방법	모유(분), 분유(ml), 이유식(ml)
:	L R	
:	L R	
:	L R	
:	L R	
:	L R	
:	L R	
:	L R	
:	L R	
:	L R	

수면

시작	끝
:	:
:	:
:	:
:	:
:	:
:	:
:	:
:	:

배변

대	소	대	소	대	소	대	소	대	소
:		:		:		:		:	

대	소	대	소	대	소	대	소	대	소
:		:		:		:		:	

메모

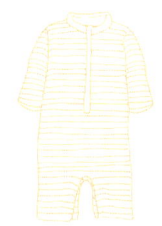

_____년 ___월 ___일 ___요일

수유&이유식

시간	방법	모유(분), 분유(ml), 이유식(ml)
:	L R	
:	L R	
:	L R	
:	L R	
:	L R	
:	L R	
:	L R	
:	L R	
:	L R	

수면

시작	끝
:	:
:	:
:	:
:	:
:	:
:	:
:	:
:	:

배변

대	소	대	소	대	소	대	소	대	소
:		:		:		:		:	

대	소	대	소	대	소	대	소	대	소
:		:		:		:		:	

메모

_____ 년 ___월 ___일 ___요일

수유&이유식

시간	방법	모유(분), 분유(ml), 이유식(ml)
:	L R	
:	L R	
:	L R	
:	L R	
:	L R	
:	L R	
:	L R	
:	L R	
:	L R	

수면

시작	끝
:	:
:	:
:	:
:	:
:	:
:	:
:	:
:	:
:	:

배변

대 소   대 소   대 소   대 소   대 소
  :   :   :   :   :

대 소   대 소   대 소   대 소   대 소
          :   :   :   :

메모

_____ 년 ___ 월 ___ 일 ___ 요일

수유&이유식

시간	방법	모유(분), 분유(ml), 이유식(ml)
:	L R	
:	L R	
:	L R	
:	L R	
:	L R	
:	L R	
:	L R	
:	L R	
:	L R	

수면

시작	끝
:	:
:	:
:	:
:	:
:	:
:	:
:	:
:	:
:	:

배변

대 소	대 소	대 소	대 소	대 소
:	:	:	:	:

대 소	대 소	대 소	대 소	대 소
:	:	:	:	:

메모

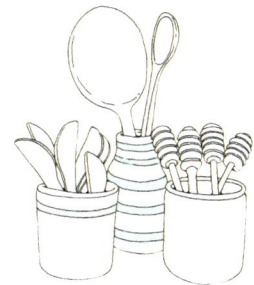

_____ 년 ____ 월 ____ 일 ____ 요일

수유&이유식

시간	방법	모유(분), 분유(ml), 이유식(ml)
:	L R 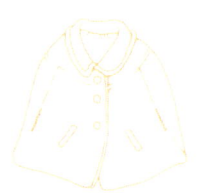	
:	L R	
:	L R	
:	L R	
:	L R	
:	L R	
:	L R	
:	L R	
:	L R	

수면   ## 배변

시작	끝
:	:
:	:
:	:
:	:
:	:
:	:
:	:
:	:
:	:

대 소   대 소   대 소   대 소   대 소
  :   :   :   :   :

대 소   대 소   대 소   대 소   대 소
  :   :   :   :   :

메모

_____ 년 ___월 ___일 ___요일

수유&이유식

시간	방법	모유(분), 분유(ml), 이유식(ml)
:	L R	
:	L R	
:	L R	
:	L R	
:	L R	
:	L R	
:	L R	
:	L R	
:	L R	

수면

시작	끝
:	:
:	:
:	:
:	:
:	:
:	:
:	:
:	:
:	:

배변

대 소	대 소	대 소	대 소	대 소
:	:	:	:	:
대 소	대 소	대 소	대 소	대 소
:	:	:	:	:

메모

_____ 년 __ 월 __ 일 __ 요일

수유&이유식

시간	방법	모유(분), 분유(ml), 이유식(ml)
:	L R	
:	L R	
:	L R	
:	L R	
:	L R	
:	L R	
:	L R	
:	L R	
:	L R	

수면

시작   끝

: | :
: | :
: | :
: | :
: | :
: | :
: | :
: | :
: | :

배변

대 소   대 소   대 소   대 소   대 소
: :   : :   : :   : :   : :

대 소   대 소   대 소   대 소   대 소
: :   : :   : :   : :   : :

메모

_____년 ___월 ___일 ___요일

수유&이유식

시간	방법	모유(분), 분유(ml), 이유식(ml)
:	L R	
:	L R	
:	L R	
:	L R	
:	L R	
:	L R	
:	L R	
:	L R	

수면   ## 배변

시작	끝	
		대 소 대 소 대 소 대 소 대 소
:	:	
:	:	대 소 대 소 대 소 대 소 대 소
:	:	
:	:	
:	:	
:	:	
:	:	

메모

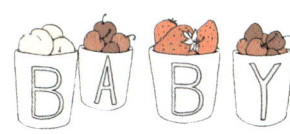

_____ 년 ___ 월 ___ 일 ___ 요일

수유&이유식

시간	방법	모유(분), 분유(ml), 이유식(ml)
:	L R	
:	L R	
:	L R	
:	L R	
:	L R	
:	L R	
:	L R	
:	L R	
:	L R	

수면

시작	끝
:	:
:	:
:	:
:	:
:	:
:	:
:	:
:	:

배변

대 소	대 소	대 소	대 소	대 소
:	:	:	:	:
대 소	대 소	대 소	대 소	대 소
:	:	:	:	:

메모

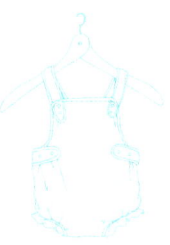

_____ 년 ___ 월 ___ 일 ___ 요일

수유 & 이유식

시간	방법	모유(분), 분유(ml), 이유식(ml)
:	L R	
:	L R	
:	L R	
:	L R	
:	L R	
:	L R	
:	L R	
:	L R	
:	L R	

수면

시작	끝
:	:
:	:
:	:
:	:
:	:
:	:
:	:
:	:

배변

대	소	대	소	대	소	대	소	대	소
:	:	:	:	:
대	소	대	소	대	소	대	소	대	소
:	:	:	:	:

메모

____ 년 ___ 월 ___ 일 ___ 요일

수유&이유식

시간	방법	모유(분), 분유(ml), 이유식(ml)
:	L R	
:	L R	
:	L R	
:	L R	
:	L R	
:	L R	
:	L R	
:	L R	
:	L R	

수면

시작	끝
:	:
:	:
:	:
:	:
:	:
:	:
:	:
:	:

배변

대	소	대	소	대	소	대	소	대	소
:		:		:		:		:	
대	소	대	소	대	소	대	소	대	소
:		:		:		:		:	

메모

_____ 년 ___ 월 ___ 일 ___ 요일

수유&이유식

시간	방법	모유(분), 분유(ml), 이유식(ml)
:	L R	
:	L R	
:	L R	
:	L R	
:	L R	
:	L R	
:	L R	
:	L R	

수면

시작	끝
:	:
:	:
:	:
:	:
:	:
:	:

배변

대 소	대 소	대 소	대 소	대 소
:	:	:	:	:
대 소	대 소	대 소	대 소	대 소
:	:	:	:	:

메모

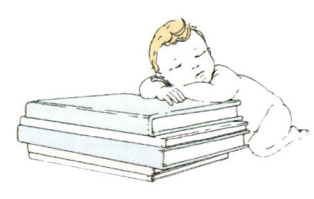

____년 ___월 ___일 ___요일

수유&이유식

시간	방법	모유(분), 분유(ml), 이유식(ml)
:	L R	
:	L R	
:	L R	
:	L R	
:	L R	
:	L R	
:	L R	
:	L R	
:	L R	

수면   배변

시작	끝										
		대	소	대	소	대	소	대	소	대	소
:	:	:		:		:		:		:	
		대	소	대	소	대	소	대	소	대	소
:	:	:		:		:		:		:	
:	:
:	:
:	:
:	:
:	:
:	:

메모

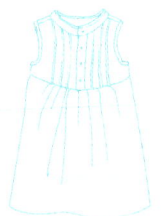

_____ 년 ___월 ___일 ___요일

수유&이유식

시간	방법	모유(분), 분유(ml), 이유식(ml)
:	L R	
:	L R	
:	L R	
:	L R	
:	L R	
:	L R	
:	L R	
:	L R	

수면

시작   끝

:   :
:   :
:   :
:   :
:   :

배변

대	소	대	소	대	소	대	소	대	소
:		:		:		:		:	
대	소	대	소	대	소	대	소	대	소
:		:		:		:		:	

메모

_____ 년 _____ 월 _____ 일 _____ 요일

수유 & 이유식

시간	방법	모유(분), 분유(ml), 이유식(ml)
:	L R	
:	L R	
:	L R	
:	L R	
:	L R	
:	L R	
:	L R	
:	L R	
:	L R	

수면

시작	끝
:	:
:	:
:	:
:	:
:	:

배변

대	소	대	소	대	소	대	소	대	소
:		:		:		:		:	
대	소	대	소	대	소	대	소	대	소
:		:		:		:		:	

메모

_____ 년 ___월 ___일 ___요일

수유 & 이유식

시간	방법	모유(분), 분유(ml), 이유식(ml)
:	L R	
:	L R	
:	L R	
:	L R	
:	L R	
:	L R	
:	L R	
:	L R	
:	L R	

수면   ## 배변

시작   끝

시작	끝	대 소	대 소	대 소	대 소	대 소
:	:	:	:	:	:	:
:	:	대 소	대 소	대 소	대 소	대 소
:	:	:	:	:	:	:
:	:					
:	:					

메모

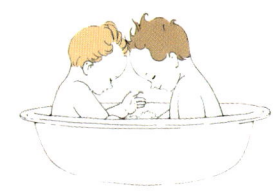

_____년 ___월 ___일 ___요일

수유&이유식

시간	방법	모유(분), 분유(ml), 이유식(ml)
:	L R	
:	L R	
:	L R	
:	L R	
:	L R	
:	L R	
:	L R	
:	L R	
:	L R	

수면　　　　배변

시작　　끝

시작	끝										
		대	소	대	소	대	소	대	소	대	소
:	:	:		:		:		:		:	
:	:	대	소	대	소	대	소	대	소	대	소
:	:	:		:		:		:		:	
:	:										
:	:										

메모

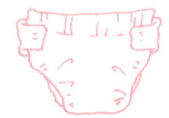

_____ 년 ___월 ___일 ___요일

수유&이유식

시간	방법	모유(분), 분유(ml), 이유식(ml)
:	L R	
:	L R	
:	L R	
:	L R	
:	L R	
:	L R	
:	L R	
:	L R	
:	L R	

수면   배변

시작	끝
:	:

대 소 대 소 대 소 대 소 대 소
: : : : :

대 소 대 소 대 소 대 소 대 소
: : : : :

메모

_____ 년 ___월 ___일 ___요일

수유&이유식

시간	방법	모유(분), 분유(ml), 이유식(ml)
:	L R	
:	L R	
:	L R	
:	L R	
:	L R	
:	L R	
:	L R	
:	L R	
:	L R	

수면   배변

시작   끝

대 소 대 소 대 소 대 소 대 소
:   :   :   :   :

대 소 대 소 대 소 대 소 대 소
:   :   :   :   :

메모

_____ 년 ___ 월 ___ 일 ___ 요일

수유&이유식

시간	방법	모유(분), 분유(ml), 이유식(ml)
:	L　R	
:	L　R	
:	L　R	
:	L　R	
:	L　R	
:	L　R	
:	L　R	
:	L　R	
:	L　R	

수면

시작	끝
:	:
:	:
:	:
:	:

배변

대	소	대	소	대	소	대	소	대	소
:	:	:	:	:	:	:	:	:	:
대	소	대	소	대	소	대	소	대	소

메모

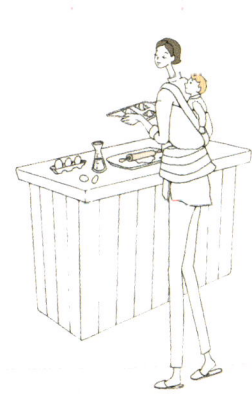

_____ 년 ___월 ___일 ___요일

수유&이유식

시간	방법	모유(분), 분유(ml), 이유식(ml)
:	L R	
:	L R	
:	L R	
:	L R	
:	L R	
:	L R	
:	L R	
:	L R	
:	L R	

수면

시작	끝
:	:
:	:
:	:
:	:
:	:
:	:
:	:

배변

대	소	대	소	대	소	대	소	대	소
:		:		:		:		:	
대	소	대	소	대	소	대	소	대	소
:		:		:		:		:	

메모

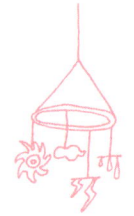

_____년 ___월 ___일 ___요일

수유&이유식

시간	방법	모유(분), 분유(ml), 이유식(ml)
:	L R	
:	L R	
:	L R	
:	L R	
:	L R	
:	L R	
:	L R	
:	L R	
:	L R	

수면

시작	끝
:	:
:	:
:	:
:	:
:	:
:	:

배변

대	소	대	소	대	소	대	소	대	소
:		:		:		:		:	
대	소	대	소	대	소	대	소	대	소
:		:		:		:		:	

메모

_____ 년 ___ 월 ___ 일 ___ 요일

수유&이유식

시간	방법	모유(분), 분유(ml), 이유식(ml)
:	L R	
:	L R	
:	L R	
:	L R	
:	L R	
:	L R	
:	L R	
:	L R	
:	L R	

수면   배변

시작	끝
:	:
:	:
:	:
:	:
:	:
:	:
:	:
:	:
:	:

대 소   대 소   대 소   대 소   대 소
:   :   :   :   :

대 소   대 소   대 소   대 소   대 소
:   :   :   :   :

메모

_____ 년 ___월 ___일 ___요일

수유&이유식

시간	방법	모유(분), 분유(ml), 이유식(ml)
:	L R	
:	L R	
:	L R	
:	L R	
: .	L R	
:	L R	
:	L R	
:	L R	
:	L R	

수면

시작	끝
:	:
:	:
:	:
:	:
:	:
:	:
:	:
:	:
:	:

배변

대	소	대	소	대	소	대	소	대	소
:		:		:		:		:	

대	소	대	소	대	소	대	소	대	소
:		:		:		:		:	

메모

_____ 년 ___ 월 ___ 일 ___ 요일

수유&이유식

시간	방법	모유(분), 분유(ml), 이유식(ml)
:	L R	
:	L R	
:	L R	
:	L R	
:	L R	
:	L R	
:	L R	
:	L R	
:	L R	

수면

시작	끝
:	:
:	:
:	:
:	:
:	:
:	:
:	:
:	:
:	:

배변

대 소	대 소	대 소	대 소	대 소
:	:	:	:	:

대 소	대 소	대 소	대 소	대 소
:	:	:	:	:

메모

_____년 ___월 ___일 ___요일

수유&이유식

시간	방법	모유(분), 분유(ml), 이유식(ml)
:	L R	
:	L R	
:	L R	
:	L R	
:	L R	
:	L R	
:	L R	
:	L R	
:	L R	

수면

시작	끝
:	:
:	:
:	:
:	:
:	:
:	:
:	:
:	:
:	:

배변

대 소	대 소	대 소	대 소	대 소
:	:	:	:	:

대 소	대 소	대 소	대 소	대 소
:	:	:	:	:

메모

_____년 ___월 ___일 ___요일

수유&이유식

시간	방법	모유(분), 분유(ml), 이유식(ml)
:	L R	
:	L R	
:	L R	
:	L R	
:	L R	
:	L R	
:	L R	
:	L R	
:	L R	

수면   배변

시작	끝
:	:
:	:
:	:
:	:
:	:
:	:
:	:
:	:
:	:

대	소	대	소	대	소	대	소	대	소
:		:		:		:		:	
대	소	대	소	대	소	대	소	대	소
:		:		:		:		:	

메모

_____ 년 ___월 ___일 ___요일

수유&이유식

시간	방법	모유(분), 분유(ml), 이유식(ml)
:	L R	
:	L R	
:	L R	
:	L R	
:	L R	
:	L R	
:	L R	
:	L R	
:	L R	

수면

시작	끝
:	:
:	:
:	:
:	:
:	:
:	:
:	:
:	:

배변

대 소 대 소 대 소 대 소 대 소
  :   :   :   :   :

대 소 대 소 대 소 대 소 대 소
  :   :   :   :   :

메모

_____년 ___월 ___일 ___요일

수유&이유식

시간	방법	모유(분), 분유(ml), 이유식(ml)
:	L R	
:	L R	
:	L R	
:	L R	
:	L R	
:	L R	
:	L R	
:	L R	
:	L R	

수면   ## 배변

시작	끝
:	:
:	:
:	:
:	:
:	:
:	:
:	:
:	:
:	:

대 소 대 소 대 소 대 소 대 소
  :   :   :   :

대 소 대 소 대 소 대 소 대 소
  :   :   :   :

메모

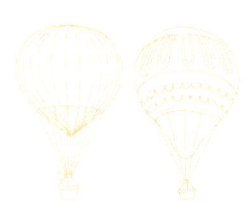

_____ 년 ___ 월 ___ 일 ___ 요일

수유&이유식

시간	방법	모유(분), 분유(ml), 이유식(ml)
:	L R	
:	L R	
:	L R	
:	L R	
:	L R	
:	L R	
:	L R	
:	L R	
:	L R	

수면

시작	끝
:	:
:	:
:	:
:	:
:	:
:	:
:	:
:	:
:	:

배변

대 소	대 소	대 소	대 소	대 소
:	:	:	:	:

대 소	대 소	대 소	대 소	대 소
:	:	:	:	:

메모

_____ 년 ___ 월 ___ 일 ___ 요일

수유&이유식

시간	방법	모유(분), 분유(㎖), 이유식(㎖)
:	L R	
:	L R	
:	L R	
:	L R	
:	L R	
:	L R	
:	L R	
:	L R	
:	L R	

수면   배변

시작	끝	대 소	대 소	대 소	대 소	대 소
:	:	:	:		:	:
:	:	대 소	대 소	대 소	대 소	대 소
:	:	:	:	:	:	:
:	:					
:	:					

메모

:	:
:	:
:	:
:	:

_____ 년 ___ 월 ___ 일 ___ 요일

수유 & 이유식

시간	방법	모유(분), 분유(ml), 이유식(ml)
:	L R	
:	L R	
:	L R	
:	L R	
:	L R	
:	L R	
:	L R	
:	L R	

수면

시작	끝
:	:
:	:
:	:
:	:
:	:
:	:

배변

대	소	대	소	대	소	대	소	대	소
:		:		:		:		:	
대	소	대	소	대	소	대	소	대	소
:		:		:		:		:	

메모

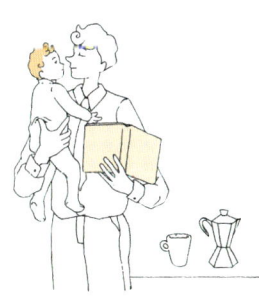

_____ 년 __ 월 __ 일 __ 요일

수유&이유식

시간	방법	모유(분), 분유(ml), 이유식(ml)
:	L R	
:	L R	
:	L R	
:	L R	
:	L R	
:	L R	
:	L R	
:	L R	
:	L R	

수면

시작	끝
:	:
:	:
:	:
:	:
:	:
:	:
:	:

배변

대	소	대	소	대	소	대	소	대	소
:	:	:	:	:	:	:	:	:	:
대	소	대	소	대	소	대	소	대	소
:	:	:	:	:	:	:	:	:	:

메모

_____ 년 ___ 월 ___ 일 ___ 요일

수유&이유식

시간	방법	모유(분), 분유(ml), 이유식(ml)
:	L　R	
:	L　R	
:	L　R	
:	L　R	
:	L　R	
:	L　R	
:	L　R	
:	L　R	
:	L　R	

수면

시작	끝
:	:
:	:
:	:
:	:
:	:
:	:
:	:
:	:

배변

대	소	대	소	대	소	대	소	대	소
:	:	:	:	:	:	:	:	:	:
대	소	대	소	대	소	대	소	대	소
:	:	:	:	:	:	:	:	:	:

메모

_____ 년 ___월 ___일 ___요일

수유&이유식

시간	방법	모유(분), 분유(ml), 이유식(ml)
:	L R	
:	L R	
:	L R	
:	L R	
:	L R	
:	L R	
:	L R	
:	L R	
:	L R	

수면   배변

시작	끝	
:	:	대 소 대 소 대 소 대 소 대 소
:	:	: : : : :
:	:	대 소 대 소 대 소 대 소 대 소
:	:	: : : : :

메모

:	:
:	:
:	:
:	:

_____ 년 ___ 월 ___ 일 ___ 요일

수유&이유식

시간	방법	모유(분), 분유(㎖), 이유식(㎖)
:	L R	
:	L R	
:	L R	
:	L R	
:	L R	
:	L R	
:	L R	
:	L R	
:	L R	

수면

시작	끝
:	:
:	:
:	:
:	:
:	:

배변

대 소	대 소	대 소	대 소	대 소
:	:	:	:	:
대 소	대 소	대 소	대 소	대 소
:	:	:	:	:

메모

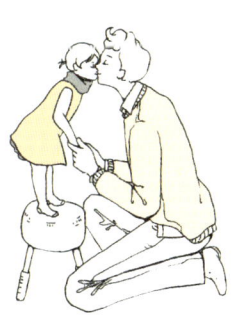

_____ 년 ___ 월 ___ 일 ___ 요일

수유&이유식

시간	방법	모유(분), 분유(ml), 이유식(ml)
:	L R	
:	L R	
:	L R	
:	L R	
:	L R	
:	L R	
:	L R	
:	L R	
:	L R	

수면   배변

시작	끝									
		대 소	대 소	대 소	대 소	대 소
:	:	:	:	:	:	:
:	:					
:	:	대 소	대 소	대 소	대 소	대 소
:	:	:	:	:	:	:
:	:					
:	:					
:	:					
:	:					
:	:					

메모

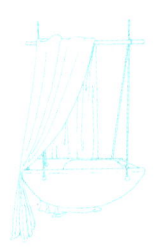

_____ 년 _____ 월 _____ 일 _____ 요일

수유&이유식

시간	방법	모유(분), 분유(ml), 이유식(ml)
:	L R	
:	L R	
:	L R	
:	L R	
:	L R	
:	L R	
:	L R	
:	L R	
:	L R	

수면   배변

시작	끝					
:	:	대 소	대 소	대 소	대 소	대 소
:	:	:	:	:	:	:
:	:	대 소	대 소	대 소	대 소	대 소
:	:	:	:	:	:	:
:	:					
:	:					
:	:	메모				
:	:					
:	:					

_____년 ___월 ___일 ___요일

수유&이유식

시간	방법	모유(분), 분유(ml), 이유식(ml)
:	L R	
:	L R	
:	L R	
:	L R	
:	L R	
:	L R	
:	L R	
:	L R	
:	L R	

수면   ## 배변

시작	끝
:	:
:	:
:	:
:	:
:	:
:	:
:	:
:	:

대	소	대	소	대	소	대	소	대	소
:		:		:		:		:	
대	소	대	소	대	소	대	소	대	소
:		:		:		:		:	

메모

_____ 년 ___월 ___일 ___요일

수유&이유식

시간	방법	모유(분), 분유(㎖), 이유식(㎖)
:	L R	
:	L R	
:	L R	
:	L R	
:	L R	
:	L R	
:	L R	
:	L R	
:	L R	

수면

시작	끝
:	:
:	:
:	:
:	:

배변

대	소	대	소	대	소	대	소	대	소
:		:		:		:		:	
대	소	대	소	대	소	대	소	대	소
:		:		:		:		:	

메모

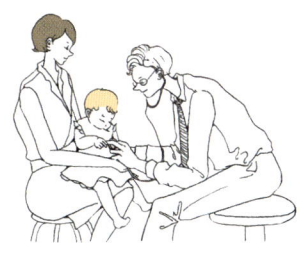

_____ 년 _____ 월 _____ 일 _____ 요일

수유&이유식

시간	방법	모유(분), 분유(ml), 이유식(ml)
:	L　R	
:	L　R	
:	L　R	
:	L　R	
:	L　R	
:	L　R	
:	L　R	
:	L　R	
:	L　R	

수면

시작	끝
:	:
:	:
:	:
:	:
:	:
:	:
:	:

배변

대 소	대 소	대 소	대 소	대 소
:	:	:	:	:
대 소	대 소	대 소	대 소	대 소
:	:	:	:	:

메모

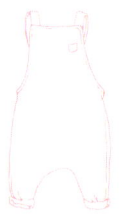

_____년 ___월 ___일 ___요일

수유&이유식

시간	방법	모유(분), 분유(ml), 이유식(ml)
:	L R	
:	L R	
:	L R	
:	L R	
:	L R	
:	L R	
:	L R	
:	L R	
:	L R	

수면

시작	끝
:	:
:	:
:	:
:	:
:	:
:	:
:	:

배변

대 소	대 소	대 소	대 소	대 소
:	:	:	:	:
대 소	대 소	대 소	대 소	대 소
:	:	:	:	:

메모

_____년 ___월 ___일 ___요일

수유&이유식

시간	방법	모유(분), 분유(ml), 이유식(ml)
:	L R	
:	L R	
:	L R	
:	L R	
:	L R	
:	L R	
:	L R	
:	L R	

수면   배변

시작	끝										
:	:	대 소	대 소	대 소	대 소	대 소
:	:	:	:	:	:	:
:	:	대 소	대 소	대 소	대 소	대 소
:	:	:	:	:	:	:
:	:					
:	:					

메모

:	:
:	:
:	:
:	:

_____ 년 ___월 ___일 ___요일

수유&이유식

시간	방법	모유(분), 분유(ml), 이유식(ml)
:	L R	
:	L R	
:	L R	
:	L R	
:	L R	
:	L R	
:	L R	
:	L R	

수면   ## 배변

시작   끝

:	:	대 소 대 소 대 소 대 소 대 소
:	:	: : : : :
:	:	대 소 대 소 대 소 대 소 대 소
:	:	: : : : :

메모

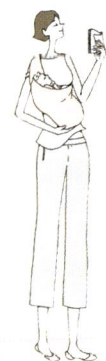

_____ 년 _____ 월 _____ 일 _____ 요일

수유&이유식

시간	방법	모유(분), 분유(ml), 이유식(ml)
:	L R	
:	L R	
:	L R	
:	L R	
:	L R	
:	L R	
:	L R	
:	L R	
:	L R	

수면　　　　배변

시작	끝									
		대	소	대	소	대	소	대	소	대	소
:	:		:		:		:		:	
:	:									
:	:	대	소	대	소	대	소	대	소	대	소
:	:		:		:		:		:	
:	:									
:	:									
:	:									
:	:									

메모

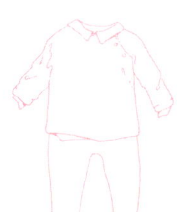

_____년 _____월 _____일 _____요일

수유&이유식

시간	방법	모유(분), 분유(ml), 이유식(ml)
:	L R	
:	L R	
:	L R	
:	L R	
:	L R	
:	L R	
:	L R	
:	L R	
:	L R	

수면

시작	끝
:	:
:	:
:	:
:	:
:	:
:	:
:	:
:	:

배변

대	소	대	소	대	소	대	소	대	소
:	:	:	:	:	:	:	:	:	:

대	소	대	소	대	소	대	소	대	소
:	:	:	:	:	:	:	:	:	:

메모

_____년 ___월 ___일 ___요일

수유&이유식

시간	방법	모유(분), 분유(㎖), 이유식(㎖)
:	L R	
:	L R	
:	L R	
:	L R	
:	L R	
:	L R	
:	L R	
:	L R	
:	L R	

수면

시작	끝
:	:
:	:
:	:
:	:
:	:
:	:
:	:

배변

대	소	대	소	대	소	대	소	대	소
:		:		:		:		:	
대	소	대	소	대	소	대	소	대	소
:		:		:		:		:	

메모

_____ 년 ___월 ___일 ___요일

수유&이유식

시간	방법	모유(분), 분유(ml), 이유식(ml)
:	L R	
:	L R	
:	L R	
:	L R	
:	L R	
:	L R	
:	L R	
:	L R	
:	L R	

수면   ## 배변

시작   끝

| | 대 소 | 대 소 | 대 소 | 대 소 | 대 소 |
| : | : | : | : | : | : |

| | 대 소 | 대 소 | 대 소 | 대 소 | 대 소 |

메모

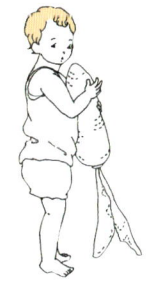

우리아기
이유식
스케줄

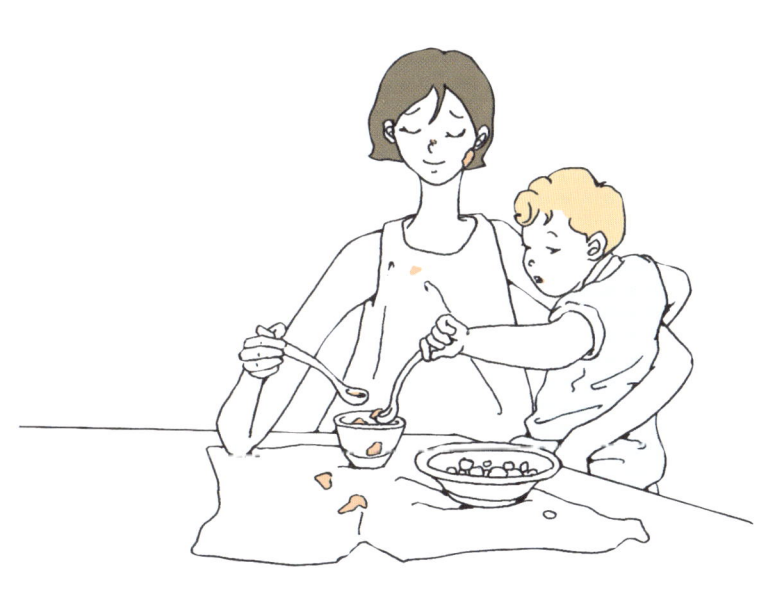

초기

첫째달

월	화	수
—	—	—
—	—	—
—	—	—
—	—	—
—	—	—

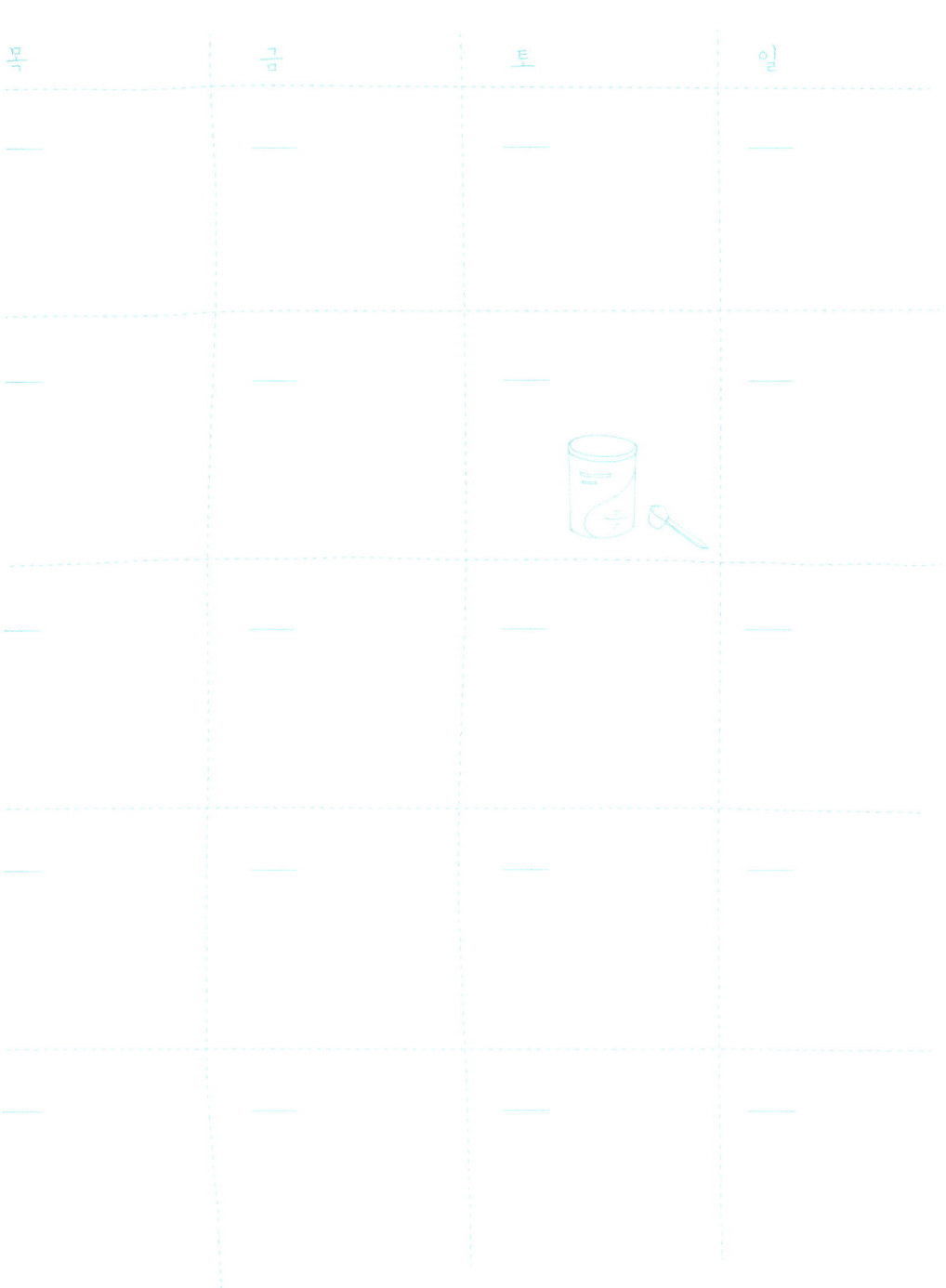

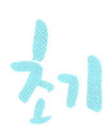

초기

둘째달

월	화	수
—	—	—
—	—	—
—	—	—
—	—	—
—	—	—

목　　　　금　　　　토　　　　일

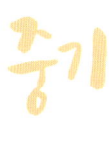

중기

첫째달

월	화	수
—	—	—
—	—	—
—	—	—
—	—	—
—	—	—

목

금

토

일

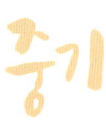

중기

둘째달

월	화	수
——	——	——
——	——	——
——	——	——
——	——	——
——	——	——

목 　 금 　 토 　 일

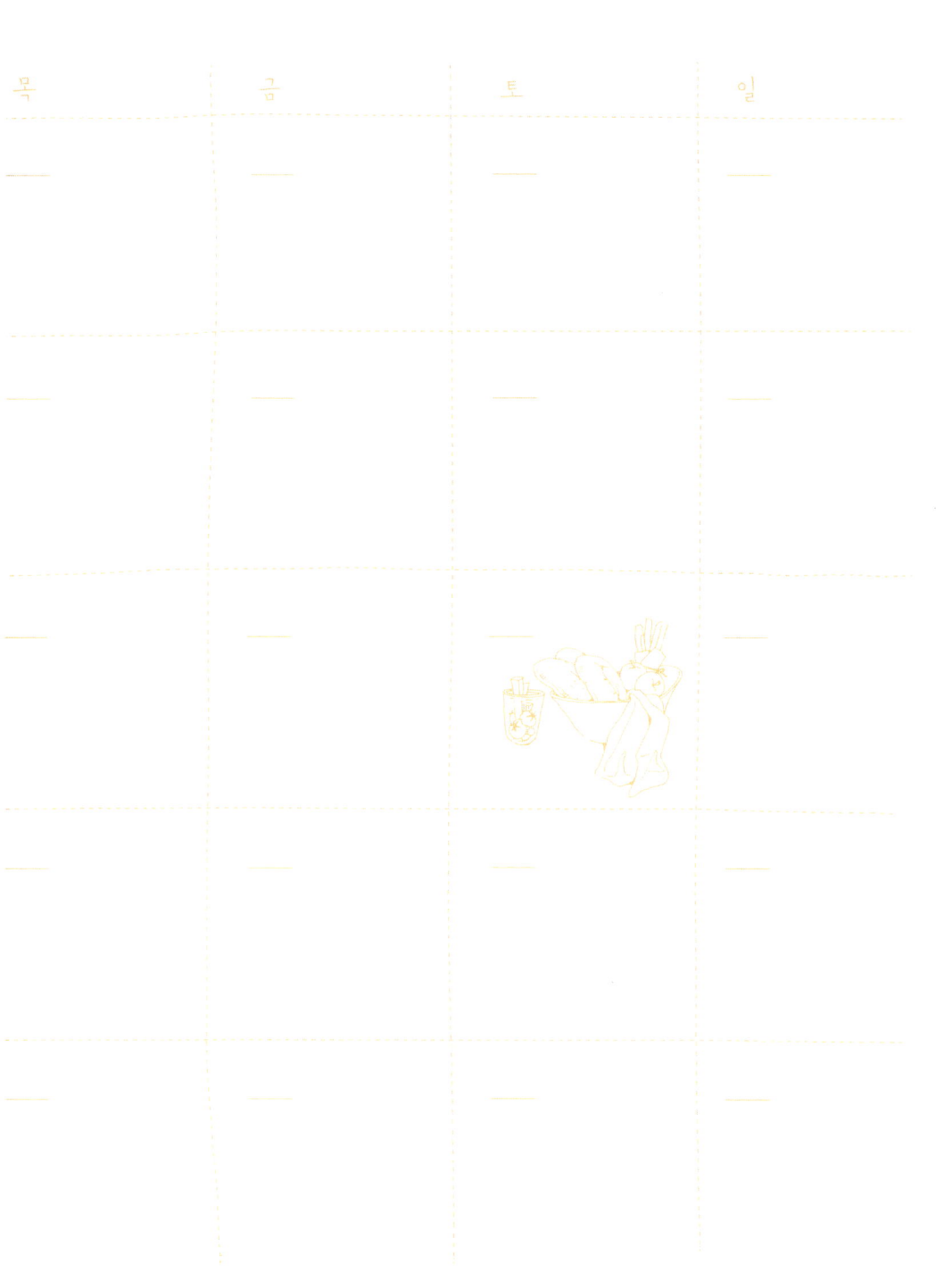

후기

첫째달

월	화	수
____	____	____
____	____	____
____	____	____
____	____	____
____	____	____

후기
둘째달

월	화	수

목

금

토

일

완료기

첫째달

월	화	수
___	___	___
___	___	___
___	___	___
___	___	___
___	___	___

목	금	토	일
___	___	___	___
___	___	___	___
___	___	___	___
___	___	___	___
___	___	___	___

완료기

둘째달

월	화	수
—	—	—
—	—	—
—	—	—
—	—	—
—	—	—

목	금	토	일
___	___	___	___
___	___	___	___
___	___	___	___
___	___	___	___
___	___	___	___

우리 아기
이유식
똑똑하게
관리 하기

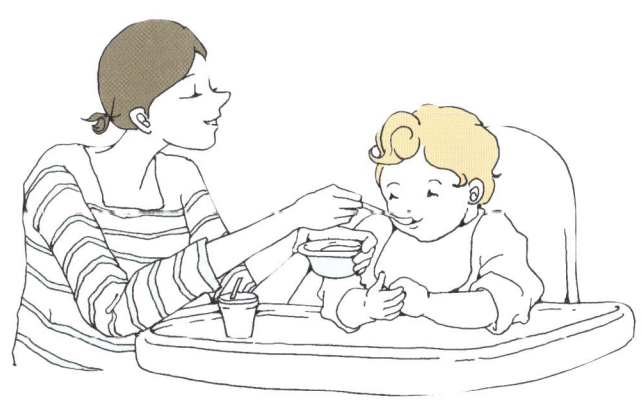

처음 먹는 이유식 재료

재료명	날짜	함께 넣은 이유식 재료

메모

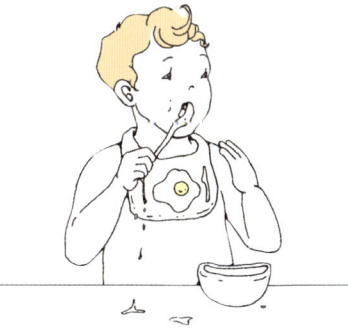

처음 먹는 이유식 재료

재료명	날짜	함께 넣은 이유식 재료

반응

메모

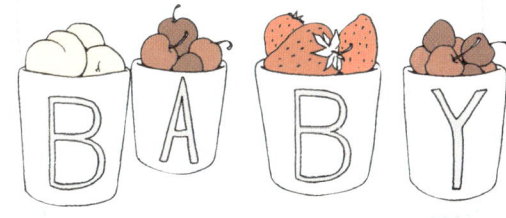

우리아기가 좋아하는 이유식 레시피 정리

이유식 종류 :

재료 :

만드는 방법 :

기타 :

이유식 종류 :

재료 :

만드는 방법 :

기타 :

이유식 종류:

재료:

만드는 방법:

기타:

이유식 종류:

재료:

만드는 방법:

기타:

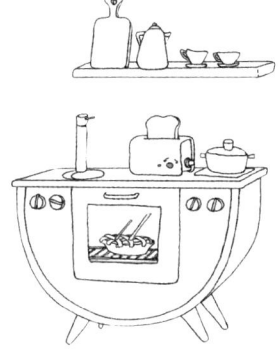

우리아가가 좋아하는 이유식 레시피 정리

이유식 종류 :

재료 :

만드는 방법 :

기타 :

이유식 종류 :

재료 :

만드는 방법 :

기타 :

이유식 종류:

재료:

만드는 방법:

기타:

이유식 종류:

재료:

만드는 방법:

기타:

우리 아기가 좋아하는 이유식 레시피 정리

이유식 종류:

재료:

만드는 방법:

기타:

이유식 종류:

재료:

만드는 방법:

기타:

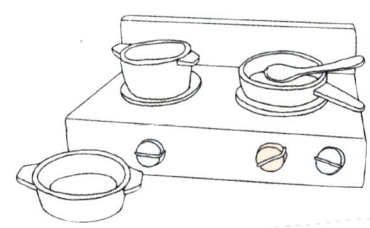

이유식 종류:

재료:

만드는 방법:

기타:

이유식 종류:

재료:

만드는 방법:

기타:

그림 황진
일러스트숍 진에이치 대표

20대에는 영국의 작은 동화책 회사에서 일러스트 작가로 그림을 그렸다. 아트페어를 비롯한 국내외 크고 작은 전시에 참가하였고, 현재는 프리랜서 작가로 활동하며 '진에이치'라는 아트숍을 운영 중이다. 4살이 된 아들과 '핀퍼니처' 가구숍을 운영하는 남편과 함께 대구에서 살고 있다.
저서로는 행복한 엄마를 위한 태교 컬러링북 『디어 베이비』가 있다.

수유&이유식노트

1판 1쇄 발행 2015년 8월 10일
1판 7쇄 발행 2022년 1월 28일

지은이 황진
펴낸이 고병욱

기획편집 이새봄 이미현 김지수
마케팅 이일권 김윤성 김도연 김재욱 이애주 오정민 **디자인** 공희 진미나 백은주 **외서기획** 이슬
제작 김기창 **관리** 주동은 조재언 **총무** 문준기 노재경 송민진

디자인 형태와내용사이

펴낸곳 청림출판(주)
등록 제1989-000026호

본사 06048 서울시 강남구 도산대로 38길 11 청림출판(주) (논현동 63)
제2사옥 10881 경기도 파주시 회동길 173 청림아트스페이스(문발동 518-6)
전화 02-546-4341 **팩스** 02-546-8053
홈페이지 www.chungrim.com **이메일** life@chungrim.com
블로그 chungrimlife.blog.me **페이스북** www.facebook.com/chungrimlife

ⓒ 황진, 2015

ISBN 978-89-97195-70-1 (14590)